U0266880

祝您好孕：

不孕不育治疗指南

ZHU NIN HAO YUN

BU YUN BU YU ZHILIAO ZHINAN

胡祖斌　郑 洁◎主 编

长江出版传媒　㉗湖北科学技术出版社

图书在版编目(CIP)数据

祝您好孕:不孕不育治疗指南 / 胡祖斌主编.--武汉:湖北科学技术出版社,
2015.1

ISBN 978-7-5352-7227-0

Ⅰ.①祝… Ⅱ.①胡… Ⅲ.①不孕症-诊疗-指南 Ⅳ.①R711.6-62

中国版本图书馆 CIP 数据核字(2014)第 250340 号

责任编辑:冯友仁　李　青　　　　　　　　　　　　　封面设计:曾雅明

出版发行:湖北科学技术出版社　　　　　　　电话:027-87679454

地　　址:武汉雄楚大街 268 号　　　　　　　邮编:430070

　　　　　(湖北出版文化城 B 座 13-14 层)

网　　址:http://www.hbstp.com.cn

印　　刷:武汉江城印务有限公司　　　　　　邮箱:430011

700×1000　　　　　　1/16　　　　　8 印张　　　　　70 千字

2015 年 1 月第 1 版　　　　　　　　　2015 年 1 月第 1 次印刷

　　　　　　　　　　　　　　　　　　定价:18.00 元

《祝您好孕：不孕不育治疗指南》

编委会

主　编　胡祖斌　郑　洁

副主编　何　联　刘　杰

编　委　（按姓氏拼音排序）

何　联　刘　杰　雷亚兰　彭芳昕

孙　虹　文晓凤　夏　敏　郑　洁

策　划　周建跃　温红蕾　黄松鹤

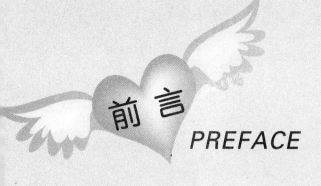

前言

PREFACE

　　随着现代社会文明的发展,生活节奏的加快,环境污染的日益加重,男性不育、女性不孕、不明原因不孕、反复流产等患者迅速增多,这些疾病医学上统称为"不孕不育"。WHO资料显示:不孕不育的发生率在育龄妇女中占8%～17%,平均10%。由此催生了一门新的医学学科——生殖医学。生殖医学是专门研究男女不孕不育、优生优育的学科,并且采用多种治疗手段,如内分泌治疗、腔镜手术、辅助生殖技术等诊治不孕不育患者;所涉及的学科包括妇产科学、男科学、生殖内分泌学、胚胎学、细胞学、分子生物学、遗传学、免疫学、基因学、优生学、伦理学、法学、心理学、器官移植学、显微外科学等多门学科。所以,不孕不育患者要一改往日的旧观念,不能像以前那样男女分别去妇产科、泌尿外科就诊,而应该至各医院专门看不孕不育的"生殖科"进行系统、正规地诊治。

　　本书由生殖科医生编写,他们常年在不孕不育治疗一线工作,深知患者的困惑。虽然当今社会信息发达,但是在就诊的时候,仍有很多患者对生育知识及不孕不育、优生优育知识的了解是片面的、狭隘的、不正确的。我们希望通过此书的介绍,能让患者了解更多知识,在不孕不育的治疗之路上少走些弯路,少花些冤枉钱,也希望能为大家减少一些不必要的痛苦治疗经历。我们尽量用浅显易懂的语言来给大家讲述不孕不育、优生优育的知识,希望能解决大家的一些困惑。

　　生殖医学是一门发展日新月异的学科,其中辅助生殖医学的发展更加迅速。特别是2010年被称为"试管婴儿之父"的英国生理学家Robert Adward荣获诺贝尔医学奖后,人们越来越接受试管婴儿等辅助生殖技术。此书虽不能为大家展示生殖医学的全貌,但通过此书也能窥其一面。随着时间的流转,会有更多的生殖医学知识更新替代现有的知识,不孕不育的患者会得到更全面有效的正规治疗,这也是我们所期待、所乐意见到的!

　　生殖医学使人类——生命不止,生生不息!

　　生殖科医生——祝您好孕!

编者

2014年10月

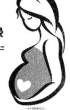

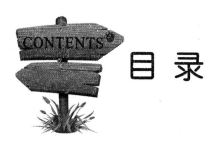

目 录

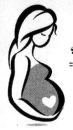

卷首语

不孕症的定义和年龄在不孕症中的评估

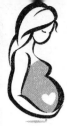
病例一：23岁的王小姐和先生刚结婚2个月，双方家长对小两口都非常满意，盼着能早些抱孙子。因此，小两口也没有避孕，可眼看结婚2个月了，王小姐的月经仍如期而至。在双方家长的催促下，王小姐和孙先生来到医院生殖科找到医生，认为自己得了不孕症，要求医生给做做不孕的检查和治疗。

病例二：刘女士今年32岁，在一家外企当白领，工作有些繁忙，而且职场发展空间非常大。她和先生结婚5年了，一直还没有孩子。刚结婚不久有过一次怀孕，但因为刘女士觉得还很年轻，想在工作上进一步发展，等家庭经济状况殷实后再要孩子，给孩子创造最好的条件，当时就做了人工流产。虽然这几年没有避孕，也没有再怀孕。但因为工作忙的原因，而且王小姐认为自己曾经怀孕过，一直没有在意。直到有一天闺蜜抱着孩子来看她，王小姐才突然意识到自己该看医生了。她是否患了不孕症呢？

病例三：杨小姐从小能歌善舞，多才多艺，而且长相甜美，身材苗条，深受朋友们喜爱。结婚时就和先生约定：生孩子会影响身材，而且太早要孩子受孩子拖累，会加快衰老。要趁年轻的时候好好享受生活，等到35岁以后再要孩子。她的想法对吗？

WHO定义：夫妻双方在同居、未避孕、性生活正常的情况下，如果一年都未怀孕，就可以诊断不孕症。国外多项调查显示，有正常性生活、未采取避孕措施、生育力正常的育龄夫妇，20%～25%在婚后1个月经周期妊娠，50%在3个月内妊娠，72%在6个月内妊娠，80%～90%在1年内妊娠，93%～95%在2年内妊娠。全球约有8%的育龄夫妇患有不孕不育症，发病率在5%～35%。国内上海纺织系统曾有资料表明，婚后1年初孕率87.7%，2年为94.6%。我国还缺乏全面系统的不孕不育症的流行病学调查，从众多的临床分析中估计不孕不育症发生率约10%。所以，婚后有规律性生活1年，未避孕亦未受孕，就应考虑有不孕不育可能，包括曾经有过孕育却未能再受孕的，可能有继发性不孕不育可能。

不孕不育分类较多，大致有以下几种分类。

1.根据妊娠史分类

分为原发性不孕不育与继发性不孕不育。原发性不孕不育指男女婚后从未妊娠者;继发性不孕不育指男女婚后曾有妊娠者。

2.根据预后分类

分为绝对性不孕不育与相对性不孕不育。绝对性不孕不育指在现有技术条件下即使治疗也无任何成功受孕可能者。相对性不孕不育指在现有技术条件下经过治疗有可能妊娠者。此种分类有其可变性,随着技术的发展,有的属绝对性不孕不育者可以变为相对性不孕不育症,如在辅助生殖技术出现之前,输卵管堵塞、卵巢切除后所致的女性不孕症则属绝对性不孕,但在实施辅助生殖技术后,通过体外受精与胚胎移植技术及赠卵技术可以受孕。因此,随着科学技术的发展,目前被认为是绝对性不孕不育者,今后也有可能、有办法进行治疗而变成相对性不孕不育。

3.根据性别分类

分为男性不孕不育与女性不孕不育。平常一般对女子因素所致不孕称不孕症,对男子因素所致不孕则称不育症。

4.根据病因分类

由于病因不同而有不同的称呼,如因输卵管因素所致不孕者称输卵管性不孕;因男子无精子所致不育称无精子性不育等。

5.根据病变属性分类

分为器质性不孕不育与功能性不孕不育。器质性不孕不育指生殖器官或邻近组织病理解剖改变而致者,功能性不孕不育指经检查无病理解剖改变而仅见功能性障碍所致者。

根据定义和分类我们再来看上述病例一中的王小姐,因为未避孕时间还未达一年,所以不能诊断其患不孕症,而病例二中的刘女士,虽然她曾经怀孕过,但是五年未避孕也未再怀孕,应诊断为继发不孕。

不孕不育原因约 20% 在于男子,约 38% 在于女子,约 27% 在于夫妇双方,约 15% 为不明原因不孕不育。不明原因并非没有原因,只是在目前科学技术条件下尚无法确定病因。

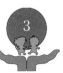

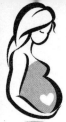

女性一生的生育能力是有限的。资料显示原因不明不孕患者的预后与不孕年限有关，3 年以上不孕后每月妊娠率递减 2%，即每年递减 24%。女性年龄超过 35 岁生育力渐降，即不孕时间越长，年龄越大，妊娠机会就越小，特别是超过 37～38 岁后，生育能力急剧下降。因此，病例三中的杨小姐的想法是不对的。

准妈妈们，请抓紧时间啊！

（郑洁）

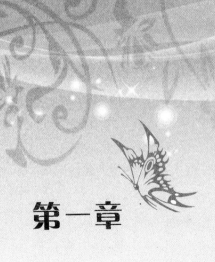

第一章

女性不孕症

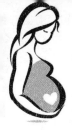

病例一：刘小姐，30 岁，结婚 2 年，与先生同居一地，未避孕未孕，平素月经不调，约 40～90 天来一次月经，肥胖，脸上有痤疮，多次于中医、西医就诊，用药后月经规则，一旦停药则月经仍不调，刘小姐于生殖科就诊，B 超检查显示：双侧卵巢内均有十余个小卵泡，连续监测多次未见大卵泡生长，月经第三天内分泌检查：黄体生成素（LH）和雄激素（T）偏高，医生告知为"多囊卵巢综合征（PCOS）"。

病例二：张女士，32 岁，4 年前因工作原因人流 2 次，现工作稳定，收入颇丰，与先生准备孕育小宝宝近 2 年，仍未怀孕。现月经周期较前提前，以往 28～30 天来一次月经，现约 25～26 天一个周期，张女士很纳闷，以前很容易就怀孕，现在想要孩子很努力却怀不上，遂到生殖科就诊，B 超检查显示：双侧卵巢内卵泡数共约 4～5 个，月经第三天内分泌检查结果为：促卵泡生成素（FSH）12.18mIu/ml，促黄体生成素（LH）3.06mIu/ml。医生告知为"隐匿性卵巢早衰"。

病例三：王小姐，28 岁，结婚 1 年余，与先生同居一地，未采取任何避孕措施，未孕。平素月经周期规则约 28～30 天，自测基础体温有双相体温，且中期可见透明拉丝样白带变化，其先生精液检查正常，王小姐很疑惑为什么会不孕呢？遂到生殖科就诊，医生建议 B 超下监测排卵，王小姐称网上说有双相体温则代表有排卵，为什么还要做 B 超监测，医生解释说 B 超监测是最准确有效的一种方法，可清楚了解卵泡大小及是否排卵，动态监测可看到卵泡由小到大，由大到排的完整过程。而其他方法如排卵试纸无法监测到卵泡多大排卵，基础体温测定则太粗略且有大卵泡生长而无法排出时仍有双相体温。王小姐理解后遵医嘱月经第 12 天开始行 B 超下卵泡监测，右侧见一个直径约 12 mm 卵泡，第 16 天为 18 mm，第 18 天检查见 20×24 mm 无回声，内见光带。连续监测 3 个月经周期均如此，医生告知为"卵泡未破裂黄素化综合征（LUFS）"。

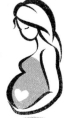

第一节　排卵的评估

一、卵泡的发育与监测

（一）卵泡的发育

卵泡（folliole）卵巢皮质内由一个卵母细胞和其周围许多小型卵泡细胞所组成。根据卵泡发育过程的形态和功能变化,可分为原始卵泡、生长卵泡和成熟卵泡三个阶段。女性的原始卵泡是与生俱来的,新生儿两侧卵巢就有 70 万～200 万个原始卵泡,到青春期约有 4 万个原始卵泡。

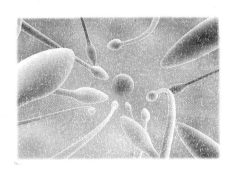

1.分类特征

（1）原始卵泡:靠近白膜,中央有一个卵原细胞,其外周有一层扁平的卵泡细胞。

（2）生长卵泡:①初级生长卵泡:一层或多层立方形卵泡细胞,卵细胞与卵泡细胞之间出现红染的透明带,卵泡外围出现结缔组织的卵泡膜。②次级生长卵泡:卵泡细胞之间出现卵泡腔,有的卵泡腔很大,形成卵丘。位于卵泡内壁上的卵泡细胞密集排列成数层,称为颗粒层。卵泡膜可分出内膜及外膜两层。

（3）成熟卵泡:卵泡腔很大,卵丘很明显。卵泡内膜细胞紧靠卵泡颗粒层,与颗粒层细胞之间有一层基膜相隔,内膜细胞呈多边形,胞质清亮,胞核圆形,细胞间可见许多毛细血管,外膜细胞位于最外层,多呈梭形,与周围结缔组织分界不明显。

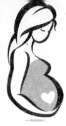

（4）闭锁卵泡：卵细胞结构不清晰，甚至消失，透明带皱缩，卵泡壁塌陷。

2.正常月经周期卵泡发育超声表现

（1）卵泡出现时间：每个月经周期开始有多个卵泡同时发育但一般仅1个或2个卵泡发育至成熟，称主卵泡（优势卵泡），其余卵泡相继闭锁。据报道，90％以上的周期只有一个卵泡迅速生长至成熟，5％～11％有2个主卵泡发育。卵泡超声显像最早时间可在月经周期第5～7天，显示的最小直径为4～5 mm。

（2）卵泡生长速度：超声在月经周期第3～5天，可在卵巢内发现小卵泡，以后逐渐长大，平均第14天最大，可发生排卵。月经第5天到排卵前，主卵泡平均每日增长1.5 mm；第10天前平均每天增长1.2 mm，排卵前4天平均增长1.9 mm，至卵泡发育成熟。成熟卵泡可显示如下特征：①卵泡呈圆形或椭圆形，直径达15～30 mm，卵泡内呈无回声区，清亮纯净，边界清晰，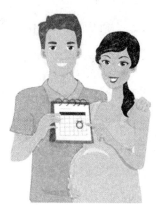壁菲薄。② 20％成熟卵泡在排卵前一天，可见卵丘（cumulus oophorus）图像，在卵泡内近壁处呈短强回声。

（3）临近排卵卵泡超声图像：①卵丘出现率约20％，大多出现在＞18 mm成熟卵泡中，预测排卵发生在24小时内。②卵泡周围透声环，随LH值上升，膜组织水肿，粒层细胞从膜层细胞分离而形成。预测排卵发生在24小时内。目前超声显示概率很低。③卵泡壁粒层细胞与膜组织底层完全分离，出现卵泡壁齿状。

（二）卵泡的监测

1.基础体温

正常月经周期中，于排卵后期黄体分泌的孕激素作用于下丘脑的体温中枢，导致体温上升0.3～0.6℃，持续14±2天。呈现月经后半期比前半期升温的双相型体温曲线。

2. 超声显像

(1)早期卵泡期:可见数个小卵泡。子宫内膜薄,呈线状。

(2)中期卵泡期:排卵前 6～7 天出现主卵泡(优势卵泡),直径约 10 mm,此后每天生长速度为 1～1.5 mm。子宫内膜渐厚,呈现三线征。

(3)晚期卵泡期:可达 18～25 mm,于排卵前 1～2 天主卵泡生长较快,每天可增长 2 mm 左右。

(4)排卵期:因排卵过程短暂,难以观察,且临床上无必要观察此过程,但卵泡是否排出,至关重要,具临床应用价值。排卵后可见:主卵泡消失;或主卵泡明显缩小,卵泡壁塌陷,内有散在细小光点;卵巢体积变小;排卵后 1～2 天,部分女性的子宫直肠窝内有少量积液。

(5)黄体期:排卵后的卵泡成黄体,呈现壁厚,内有皱褶,继而其内呈现液区,内有大量的光点。

3. 生殖激素

正常月经周期中,随着主卵泡的生长发育,雌二醇分泌增加,于排卵前达高峰,排卵后下降,黄体期再度上升,呈一定的分泌模式。排卵后,黄体生成,分泌多量孕酮(黄体酮),比排卵前的孕酮明显增加,一般认为 ≥15 nmol/L(5 ng/ml)时为排卵。

4. 子宫颈评分

子宫颈腺体是雌激素的靶组织,在正常月经周期中随着雌二醇的增加,子宫颈黏液出现黏液量增多、黏稠度稀、呈丝性、羊齿状结晶,和子宫颈外口开张等规律性变化,排卵后在孕激素作用下,上述变化消失。

5. 子宫内膜活检

子宫内膜为雌、孕激素的靶组织,在正常月经周期中呈现从增生到分泌的变化。因此,子宫内膜的组织学可反映雌、孕激素的生物效应。于排卵后,月经来潮前 3 天的子宫内膜呈晚期分泌期变化;若分泌期变化与排卵后的相应日不符合提示黄体功能不足。

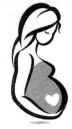

二、多囊卵巢综合征

多囊卵巢综合征(PCOS)是一种生殖功能障碍与糖代谢异常并存的内分泌紊乱综合征。持续性无排卵、多卵泡不成熟、雄激素过多和胰岛素抵抗是其重要特征,是生育期妇女月经紊乱最常见的原因。具有月经紊乱,闭经,无排卵,多毛,肥胖,不孕和双侧卵巢增大呈囊性改变。患者可具备以上典型症状,也可以只有部分症状,但因排卵障碍而致不孕则是多囊卵巢综合征的主要临床表现。

◇病　　因

多囊卵巢综合征的确切病因不详,目前认为是卵巢产生过多雄激素,而雄激素的过量产生是由于体内多种内分泌系统功能异常协同作用的结果。

◇临床表现

(1)月经紊乱:PCOS患者因无排卵或稀发排卵,经常伴有月经紊乱,表现形式为闭经、月经稀发和宫血,或闭经和宫血交替出现。

(2)高雄激素血症的临床表现:主要表现为多毛和痤疮。

(3)肥胖:表现为向心性肥胖(也称腹型肥胖),肥胖占PCOS患者的30%～60%。

(4)卵巢多囊样改变:超声下可见单侧或双侧卵巢内卵泡≥12个,直径在2～9 mm,和(或)卵巢体积(长×宽×厚)2＞10ml。

(5)不孕:由于排卵功能障碍使PCOS患者受孕率低,且流产率增高,特别是肥胖或超重的PCOS患者流产率增加。

◇诊　　断

根据青春期发病、月经和排卵异常、多毛、血LH和(或)LH/FSH比值升高,结合一种雄激素水平过高,超声检查有多囊卵巢征象,排除其他类似疾病后,可确定本症的诊断。

◇治　　疗

(1)生活方式调整:应该积极进行锻炼,减少高脂肪、高糖食物的摄取,降低体重。这样可以促使雄激素水平下降,对恢复排卵有利。

（2）降低高雄激素血症的药物治疗：主要针对多毛、痤疮严重的 PCOS 患者。需要长期服药,疗程多在 6 个月以上。①口服避孕药（OCP）：通过降低卵巢产生的雄激素改善多毛和（或）痤疮。OCP 主要针对 PCOS 发病机制中高雄激素血症和 LH/FSH 比值升高。②糖皮质激素：用于

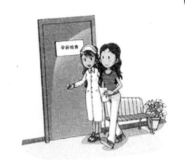

治疗肾上腺合成雄激素过多的高性激素血症。③螺内酯：与醋酸环丙孕酮治疗效果相似。

（3）PCOS 不孕症的药物治疗：①克罗米芬（CC）促排卵治疗：有生育要求的 PCOS 患者可应用促排卵治疗获得妊娠,CC 是 PCOS 不孕症治疗的一线治疗方法。②促性腺激素（Gn）：对于 CC 抵抗的 PCOS 患者,促性腺激素是 PCOS 不孕患者的二线治疗方法之一。③来曲唑：促排卵治疗目前是芳香化酶抑制剂的一种适应证外用药,主要用于 CC 抵抗的患者,排卵率达 80%,来曲唑目前临床治疗安全性较好。④促性腺激素释放激素类似物（GnRH-a）或拮抗剂（GnRH-ant）。⑤胰岛素增敏药（ISD）：主要有二甲双胍。⑥手术治疗：适用于 PCOS 不孕患者,也是 PCOS 不孕治疗的二线方法。⑦辅助生殖技术（ART）：对于难治性 PCOS 患者,IVF-ET 是一种有效的治疗方法。限制胚胎移植数量可以有效地控制多胎的发生,主要适用于 6 个月以上标准的促排卵周期治疗后,有排卵但仍未妊娠的 PCOS 患者。

三、高泌乳素血症

高泌乳素血症是指非生理状态下多种病因所致的血清泌乳素（PRL）浓度超过正常高限（女性）>25 ng/mL,男性>20 ng/mL）而引起的一系列病理状态综合征。临床上可有无排卵、闭经、溢乳、不孕和性腺功能减退,也可无症状。多见于女性。

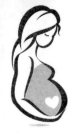

◇病　因

下丘脑病变、垂体肿瘤、甲状腺功能减低及 PCOS、肝肾功能不良,均可导致 PRL 水平增高。垂体泌乳细胞瘤是高 PRL 血症的常见原因。

◇临床表现

(1)溢乳:高 PRL 血症最常见的症状是溢乳。发生率可为 33%～89%,通常为双侧,也可为单侧。

(2)卵巢功能障碍:高 PRL 血症常伴有卵巢功能障碍、黄体功能不足、卵泡未破裂黄素化、无排卵、各种月经异常、月经稀发、月经少甚至闭经。

(3)多毛。

(4)低雌激素症状。

(5)男性高 PRL 血症患者,极少发生溢乳,可表现为性欲降低和性功能不良,常见阳痿。男性垂体瘤由于发现较晚,常为大腺瘤。

(6)大腺瘤压迫周围组织可引起头痛和视野障碍。

◇诊　断

溢乳、月经稀发、闭经、多毛、不孕和 PCOS 均提示可能存在高 PRL 血症;PRL 的测定,血清泌乳素(PRL)浓度超过正常高限(女性＞25 ng/mL,男性＞20 ng/mL)可诊断;结合放射线检查,核磁共振(MRI)是目前常用的检测手段。

◇治　疗

治疗目标是降低 PRL 水平,抑制肿瘤生长,恢复性腺功能和生育能力及抑制溢乳。可定期观察,药物,手术治疗和放疗。

(1)定期观察:用于轻度溢乳、月经规律、卵巢功能未受影响,PRL 在正常范围或者特发性增高患者。如有月经稀发,可用孕激素定期撤退出血,无必要长期用溴隐亭。即使垂体微腺瘤也可观察,由于微腺瘤的生长速度很慢,可每年测 PRL 和每 2～3 年复查 CT 或 MRI。如为低雌激素性闭经或不孕症患者,则应药物治疗。

(2)药物治疗:①溴隐亭:能有效抑制 PRL 的水平,恢复正常排卵月经。大多数高 PRL 血症患者可用溴隐亭治疗,垂体微腺瘤也可用,大腺瘤可先试用溴隐亭,无效后手术治疗。②卡麦角林等。

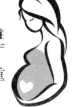

（3）手术：垂体肿瘤较大，生长迅速和溴隐亭治疗无效，或由于严重不良反应无法耐受的患者，可考虑手术治疗。

（4）放疗：如药物治疗或手术治疗无效，可考虑放疗。

四、卵巢早衰

卵巢早衰（premature ovarian failure，POF）是指卵巢功能衰竭所导致的 40 岁之前即闭经的现象。特点是原发或继发闭经伴随血促性腺激素水平升高和雌激素水平降低，并伴有不同程度的一系列低雌激素症状如：潮热多汗、面部潮红、性欲低下等。

◇病　因

POF 是一种有多种病因的综合征，在大部分的病例中病因还不明确。目前 POF 病因从临床上主要分为以下几个方面，各个病因都可从以上某个方面减少卵巢内卵泡池的储备或引起卵泡功能失调而导致 POF。

（1）遗传因素。

（2）免疫因素。

（3）手术、化疗、放疗和环境毒素。

（4）酶缺陷。

（5）特发性 POF。

◇临床表现

（1）闭经：分为原发性闭经和继发性闭经。50％的 POF 女性表现为月经稀发或子宫不规则出血，渐至闭经。

（2）雌激素缺乏的症状：潮热、出汗、抑郁、失眠等，甚至外阴瘙痒、阴道干涩及性交痛，以及尿痛尿急等生殖泌尿道症状。

（3）自身免疫性疾病的表现：9％～40％的 POF 女性常合并自身免疫性疾病，如甲状腺疾病、Addison 病和糖尿病等。

（4）其他：原发或继发性不孕，部分患者因不孕就诊而发现卵巢早衰。

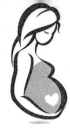

◆诊　　断

目前全世界公认的卵巢早衰的诊断标准为：①年龄＜40 岁。②闭经时间≥6 个月。③两次（间隔 1 个月以上）血 FSH＞40 mIU/ml。

◆治　　疗

（1）雌孕激素替代治疗。

（2）促排卵治疗。

（3）免疫治疗。

（4）脱氢表雄酮（DHEA）治疗。

（5）赠卵胚胎移植术。

（6）卵巢移植。

五、卵巢肿瘤（促排卵与卵巢肿瘤）

卵巢癌的发病原因还不明确，包括遗传、环境、内分泌等因素。卵巢是促性腺激素的靶器官，有学者认为高促性激素水平是卵巢癌发生的危险因素，因而提示刺激排卵药物增加了卵巢肿瘤发生的风险。

目前认为排卵药物诱发卵巢肿瘤的机制有以下两方面：一方面促性腺激素促进卵巢上皮组织的增殖分化，从而增加恶变的危险性；另一方面排卵数目及次数的增加，其所伴随的卵巢上皮细胞反复的损伤和修复可能增加肿瘤发生的危险性；特别当上皮组织混入到卵巢间质内时，该区域最容易恶变。根据上述假说，促排卵药物可致频繁排卵并提供了高促性腺激素的环境，使发生卵巢肿瘤的机会增多。但不排除由于接受促超排卵治疗，临床检查和 B 超监测的增加，从而使发现卵巢肿瘤的机会增加。然而，也有研究表明促超排卵药物并不是卵巢肿瘤的高危因素。

从绝对数量的角度而言，由于人群中卵巢肿瘤患者并不多，而使用促超排卵药物后发生卵巢肿瘤的更少，加之控制性促超排卵近年来才普遍开展，虽有一些使用促超排卵药物后发生卵巢肿瘤的报道，但都缺乏有效的对照。另外，不孕症本身就是发生卵巢癌的独立危险因素，特别是未产妇女有难治不孕症者，而这些患者多数可能会接受促超排卵药物的治疗，从而显得促超排卵药与卵巢癌有明显的关系。

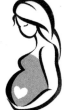

因此,需进一步对不孕症治疗前、治疗中和治疗后进行临床研究。根据现有资料,没有必要改变促超排卵药物在临床的应用,但应加强监测,对接受过促超排卵治疗的患者应追踪检查,特别是有高危因素者,如长期接受促超排卵治疗者、供卵者尤其是多次供卵者、有持续性卵巢增大或促超排卵后出现卵巢囊肿及有癌症家族史者更应加强监测,以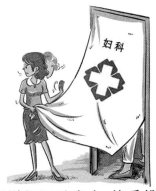便及时发现卵巢肿瘤并进行治疗。临床医生要详细记录病史、接受排卵药物的使用情况及联系方式,以利于日后的跟踪随访和研究。

目前,手术是治疗卵巢交界性肿瘤的有效方法,但仍有 15% 的复发,故常加以预防性化疗,特别是有盆腔种植的患者。如疑为恶性肿瘤,应尽早剖腹探查,并根据探查结果决定手术范围及方式,术后辅以放、化疗。对卵巢交界性或恶性肿瘤的不孕患者,治疗后不宜再接受促超排治疗,以防增加肿瘤复发的危险性。

六、卵泡未破裂黄素化综合征

卵泡未破裂黄素化综合征(LUFS)指卵泡生长发育至一定时期并无排卵,但内部发生黄素化而卵泡不破裂的一种现象,即卵泡成熟但不破裂,卵细胞未排出而黄素化,并分泌孕激素,相应效应器官发生一系列类似正常排卵周期改变,如月经周期正常,基础体温呈双相变化,经前、经期子宫内膜呈分泌期改变等。其发病率各家报道不一,多数认为自然月经周期约为 5%～10%,药物促排卵周期约为 30%～40%。根据 B 超动态监测可分为小卵泡型、卵泡滞留型及持续增大型三种类型。

◇病　因

LUFS 发生机制未明,目前较多的设想是中枢内分泌紊乱;局部障碍;高 PRL 血症;酶或激酶不足或缺陷导致卵泡液凝集;其他如药物因素及心因性因素等。

(1)中枢内分泌紊乱。排卵是一个复杂的由多种激素协同作用完成的过程。中枢内分泌紊乱时可直接影响卵泡的生长发育及排卵的

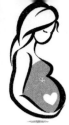
发生。

（2）局部障碍。子宫内膜异位症；盆腔炎等可造成盆腔粘连而导致卵泡不破裂无排卵，但内源性 LH 可促使卵泡细胞黄素化。

（3）酶或激酶不足，或前列腺素缺乏。

（4）高 PRL 血症。PRL 影响促性腺激素释放激素的释放，使血 LH 下降。

（5）药物等外部因素作用。药物促排卵或超促排卵周期中，该综合征的发生率明显高过自然周期，表明在促排卵过程中卵泡的发育及成熟程度与自然周期不完全相同。如克罗米酚（CC）可使本综合征明显增加，据认为是 CC 等药物可导致卵巢基质及卵泡黄体化所致。

（6）精神心理因素。亦有人认为与精神心理因素有关，长期不孕妇女处于紧张和不断的应激状态中，造成血中催乳素水平反复出现小峰值而影响排卵。

◇ 诊　　断

（1）临床表现：一般月经规律，除不孕外常无特殊表现。

（2）辅助检查：基础体温（BBT）呈典型双相；月经规律；宫颈黏液或子宫内膜活检，有正常的组织分泌象，即显示黄体期改变，B 超连续追踪卵泡，有成熟卵泡但无排卵；排除其他原因所致不孕不育。

◇ 治　　疗

（1）期待疗法：第一次出现可不治疗，进行 B 超连续观察。

（2）原发病治疗：有明确原发病者，如伴子宫内膜异位症、PCOS、盆腔粘连等，首先治疗原发病。

（3）穿刺卵泡。

（4）促排卵治疗。

（5）辅助生殖技术：对于反复发生，使用药物促排卵或穿刺卵泡等治疗都不能排卵或不能受孕者，可行 IVF-ET。

（文晓凤）

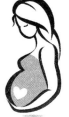

第二节 输卵管的评估

> **病例一**:26岁的周女士与先生结婚2年,一直未孕。男方精液检查正常。周女士监测排卵也正常。医生建议周女士做子宫输卵管造影,以了解输卵管的情况,但是周女士认为"我有排卵,不就说明输卵管是通畅的吗",那么,是这样的吗?
>
> **病例二**:31岁的刘女士做了子宫输卵管造影的检查,结果显示"子宫正常,双侧输卵管间质部梗阻",她听说有一种叫"三镜一丝"的治疗方法,那么,"三镜一丝"具体指的是什么呢? 她的这种情况适合做这种治疗吗?

一、输卵管的功能

输卵管为一对细长而弯曲的管道,左右各一,位于子宫两侧,内侧与子宫角相通连,外端游离,而与卵巢接近,全长8～14 cm。输卵管为卵子与精子相遇的场所,受精后的孕卵由输卵管向子宫腔运行。

输卵管根据其形态可分为四部分:①间质部或称子宫部:为通入子宫壁内的部分,狭窄而短。管腔极细,直径0.5～1 mm。在做输卵管吻合手术时,可发现间质部的管腔仅能通过极细而坚韧的马尾丝。间质部堵塞需要做经x线的输卵管介入治

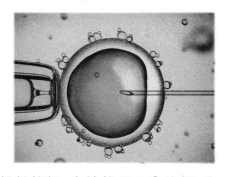

疗。做宫腔镜下插管治疗因所应用的材料较粗,疗效较差。②峡部:为间质部外侧的一段,长3～6 cm。管腔也较窄,输卵管峡部管腔直径最小0.9 mm,最大达2 mm。输卵管峡部是非常的细,管腔狭小,若输卵管有炎症,是最容易堵塞的部位,从而造成不孕或宫外孕。同时输卵管

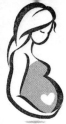

峡部堵塞最适宜于采用经 X 线的输卵管介入复通术治疗。在临床计划生育手术中，输卵管峡部是输卵管结扎术和栓堵术的首选部位。③壶腹部：在峡部外侧，管腔较宽大，长 5～8 cm。管腔直径与峡部连接处为 1～2 mm，远端则较宽大，可达 1 cm 以上。壶腹部是卵子受精处，输卵管妊娠时胚胎多种植于此。④漏斗部或伞部：为输卵管的末端，开口于腹腔，游离端呈漏斗状，有许多须状组织，有"拾卵"作用。卵子进入输卵管主要是由于输卵管伞端的捡拾作用。

输卵管具有极其复杂而精细的生理功能，对拾卵、精子获能、卵子受精、受精卵输送及早期胚胎的生存和发育起着重要作用。随着胚胎移植和试管婴儿等生殖辅助技术的发展，了解输卵管在生殖过程中的重要性越来越突出。因此，深入探讨输卵管的生殖生理，将有助于进一步揭示生育的奥秘，并有可能为优生优育和计划生育开辟新的途径。输卵管能在一定的时间内将精子和卵子分别从相反的方向输送至壶腹部，并创造适宜环境，使两者结合为受精卵。受精卵继续停留在输卵管内发育分裂，直至子宫内膜及子宫肌层已成熟而变得宜于受精卵着床之时，始由输卵管进入子宫腔。输卵管如何完成如此复杂的生理过程仍在继续探索中。

（一）输卵管通液术

输卵管通液术是检查输卵管是否通畅的一种方法，并具有一定的治疗功效。通过导管向宫腔内注入液体，根据注液阻力大小、有无回流及注入液体量和患者感觉等判断输卵管是否通畅。具有设备简单、操作方便、价格低廉等优点。但是，输卵管通水只是一种评价输卵管通畅性的初筛方法，对于输卵管是否通畅的正确诊断率较差。目前有条件的医院，此种检查方法已被子宫输卵管造影检查完全替代。

◇适 应 证

（1）不孕症，男方正常，女方疑有输卵管阻塞者。

（2）检验和评价输卵管绝育术、输卵管再通术或输卵管成形术的效果。

（3）对输卵管黏膜轻度粘连有疏通作用。

◇ 禁 忌 证

(1)生殖道急性、亚急性炎症。如阴道清洁度Ⅱ～Ⅲ度。

(2)严重的全身疾病,如心、肺疾病。

(3)正常分娩、流产、刮宫或产后 6 周内;刮取子宫内膜 4 周内。

(4)月经期、子宫或宫颈出血。

(5)发热。

(6)停经尚未排除妊娠。

◇ 手术注意事项

(1)患者月经干净 3～7 天,禁性生活。

(2)造影后禁盆浴及性生活两周,可酌情给予抗生素预防感染。

(3)有时因输卵管痉挛造成输卵管不通的假象,必要时重复进行。

(4)检查后一周内有少量阴道出血,如无其他不适属正常现象,如出血量较多,超过月经量,或有其他不适,应该与医生联系。

(二)子宫输卵管造影

子宫输卵管造影是妇科常用的一项检查项目,主要经 X 线的子宫输卵管造影是通过导管向宫腔及输卵管注入造影剂,利用 X 线诊断仪行 X 线透视及摄片,根据造影剂在输卵管及盆腔内的显影情况来了解输卵管是否通畅、阻塞部位及宫腔形态的一种检查方法。该检查损伤小,能对输卵管阻塞做出较正确诊断,准确率达 80%,且具有一定的治疗作用。

◇ 适 应 证

(1)了解输卵管是否通畅及其形态、阻塞部位。

(2)了解宫腔形态、确定有无子宫畸形及类型,有无宫腔粘连、子宫黏膜下肌瘤、子宫内膜息肉及异物等。

(3)内生殖器结核非活动期。

(4)不明原因的习惯性流产,了解宫颈内口是否松弛,宫颈及子宫有无畸形。

◇ 禁 忌 证

(1)生殖道急性、亚急性炎症。如阴道清洁度Ⅱ～Ⅲ度。

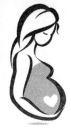

（2）严重的全身疾病，如心、肺疾病。

（3）正常分娩、流产、刮宫或产后 6 周内；刮取子宫内膜 4 周内。

（4）月经期、子宫或宫颈出血。

（5）发热。

（6）停经尚未排除妊娠。

（7）碘过敏者。

◇ 手术注意事项

（1）患者月经干净 3～7 天，禁性生活。

（2）造影后禁盆浴及性生活两周，可酌情给予抗生素预防感染。

（3）有时因输卵管痉挛造成输卵管不通的假象，必要时重复进行。

（4）检查后一周内有少量阴道出血如无其他不适属正常现象，如出血量较多超过月经量，或有其他不适应该与医生联系。

（5）造影检查后最好当月避孕，但是临床上观察发现造影后当月怀孕的女性，并没有增加胎儿异常的危险。

◇ 输卵管造影和通液有哪些区别

输卵管通液存在盲目性，由于通水之前医生不了解输卵管管腔内的情况，并不知道患者有无输卵管扭曲，或输卵管腔粘连、梗塞，对于绝大多数不孕妇女来说输卵管通液并非有效，它只对轻度的粘连有用。假如第一次通液都没有通开的话，再进行多次的输卵管通液治疗也不会有什么作用，并且反复通液会破坏输卵管自身的蠕动能力和纤毛的摆动能力，每做一次通液就增加了一次感染的机会，尤其是消毒不严格的情况下，很多原本输卵管病变情况不是很严重的，做通液后可能进一步加重。

（三）宫腔镜检查

宫腔镜是用于子宫腔内检查和治疗的内窥镜，宫腔镜可以直接清楚地观察宫腔内情况，了解有无导致不孕的宫腔内因素，并可同时对异常情况作必要的手术治疗。目前，宫腔镜已成为女性不孕症检查和治疗的常用手段之一。

宫腔镜检查与治疗具有如下优点：不需开腹手术，方法简易、安全、

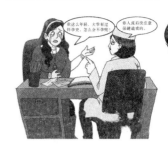

经济，效果满意；可减少输卵管假阻塞现象，能明确地分侧检查输卵管通畅度，尤其适用于输卵管通而不畅或近端阻塞者；如在 B 超或腹腔镜监视下检查，能观察到输卵管有无膨胀、伞端是否有液体流出及流出的形态等，从而对输卵管做出全面评估。宫腔镜检查与手术的适应证。

（1）检查输卵管是否通畅及是否存在宫腔病变。

（2）输卵管通液为通而不畅或阻塞者。

（3）子宫输卵管造影发现输卵管间质部阻塞，或输卵管迂曲细长，或宫腔有充盈缺损者。

（4）宫腔粘连、流产后闭经、异常子宫出血。

（5）子宫内膜息肉、子宫黏膜下肌瘤、子宫畸形。

（6）颈管内膜增生，颈管内膜息肉。

（7）评价子宫内膜的功能。

手术时间为月经干净后 1～10 天，少量点滴出血也可以检查。

（四）输卵管造影和通液有哪些区别腹腔镜检查

宫腔镜检查可发现引起女性不能怀孕的基本原因，可观察子宫角和输卵管间质部有无息肉、粘连等。临床证实，粘连、息肉、纤维瘤等均为常见的女性不孕原因。另外，腹腔镜可一目了然直视输卵管周围的粘连、粘连部位、粘连程度以及输卵管伞端与卵巢之间的解剖关系。在输卵管检查中宫腹腔镜联合检查具有重要意义。

（五）超声检查

超声检查输卵管有普通超声检查和超声下通液。普通检查，某些输卵管积水在超声上能被查出来，表现为子宫两侧有增粗的液性暗区，但是超声上不能确诊是输卵管积水或是卵巢囊肿，只能诊断为：提示有积水可能。由于超声检查有诊断结果不明确、副作用大等因素，所以目前临床上一般很少采用。

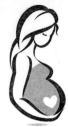

（六）输卵管镜

是一种无创伤性检查输卵管正常上皮和异常病变的新型仪器，它可分辨输卵管近端阻塞的原因，不仅可以通过手术处理输卵管内的息肉等，而且可以经子宫颈行输卵管成型手术。手术成功率较高，从临床的角度来看，输卵管镜是一种使用价值较高的手术器械，有一定的实用价值和推广价值。输卵管检查创伤较小，手术本身没有多大痛苦。

二、输卵管因素不孕的治疗

输卵管因素不孕的治疗取决于输卵管疾患的类型和程度。治疗方法的选择也要考虑其他的相关因素，如年龄、患者的卵巢储备功能、男方因素以及患者家庭的经济状况。现有的治疗方法有输卵管插管治疗、各种手术治疗以及体外受精-胚胎移植（IVF-ET）等。

（一）宫腔镜

随着宫腔镜诊断技术在妇产科领域的应用和逐渐普及，在宫腔镜直视下诊断和治疗妇科疾病成为可能，为不孕症的诊断和治疗开辟了一条新的途径。宫腔镜也是输卵管阻塞的重要检查手段之一，可明确宫腔病变的部位、大小、外观和范围，还能作病变活组织检查等手术操作。

（1）超声引导宫腔镜下插管通液术：比单纯宫腔镜下通液术准确性高，具有安全、简便、创伤少、可反复操作等优点，又可以避免 X 线对人体的损害。超声、宫腔镜的联合应用可提高子宫和输卵管病变的治疗效果，增加妊娠率。其优点为插管深度 0.5～1.0 cm，对输卵管及间质部膜性粘连起到机械分离作用；插管注药压力可高于常规通液压力几倍甚至十几倍，对近端膜性粘连起到压力性分离作用，并可把管腔内血块、组织碎片及炎性渗出形成的"栓子"冲入腹腔，从而使输卵管疏通，因这种"栓子"与管壁无粘连。目前，宫腹腔镜联合插管通液术既可以解决直视下了解输卵管情况，又可以解决输卵管间质部、近端或远端的梗阻问题，然而，宫腔镜存在着手术费用昂贵、手术的麻醉风险及手术需要住院等不足,均给患者带来种种不便。

(2)输卵管间质部或输卵管腔插管疏通术:不孕症患者有 10%～20%存在输卵管近端的阻塞,其中 20%～30%的患者可能是由于生理性痉挛所致。如输卵管壁无损伤,冲洗和导丝插入可使输卵管重新通畅。通过这种方法可以解决 85%的输卵管阻塞,然而再次输卵管阻塞率可达 30%,输卵管穿孔率可达 3%～11%。虽然输卵管穿孔的损伤是极其微小的,且可自愈,但造成的输卵管损伤和炎症易导致官腔内的粘连,加重输卵管性不孕。

(二)显微外科手术

输卵管吻合术切除输卵管峡部,通过显微外科手术将输卵管进行吻合,其术后妊娠率可达 38%～56%,而一般开腹的输卵管吻合术,其术后妊娠率只有16%～25%,而且吻合部位的狭窄率高达 8%。

(三)输卵管介入再通术

输卵管阻塞性不孕症的介入治疗,作为一种新型的输卵管复通术,有着诊断和治疗的双重意义,不需住院,不需开刀,痛苦小,整个治疗时间不超过 30 min,在门诊即可完成,输卵管复通率可达 90%,6 个月怀孕率可达 30%～40%。介入再通术操作简单,在数字减影血管造影技术(DSA)电视透射引导下经阴道、宫颈插管行输卵管介入再通治疗,用导丝通过粘连、闭塞的输卵管腔,再加上局部冲洗、用药,达到再通的目的,疗效可靠,明显提高了患者的受孕率。

(四)腹腔镜

腹腔镜可在直视下全面观察盆腔情况,了解有无粘连、盆腔结核,子宫内膜异位病变范围、程度,并可及时进行手术,改善输卵管及盆腔情况,增加受孕机会。但腹腔镜检查设备先进,所需技术水平高,费用贵,手术存在创伤和并发症的潜在危险,难以在不孕症妇女的常规检查中使用。腹腔镜手术可取得与开腹手术一致的术后妊娠率,且能明显缩短术后患者肠道和泌尿系统功能的恢复时间,对各种疾病引起的不孕症均有一定的疗效。

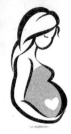

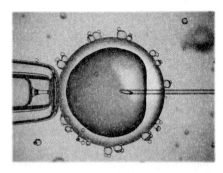

（1）粘连松解术：盆腔炎、子宫内膜异位症手术后粘连等可以导致附件粘连、输卵管卵巢粘连、输卵管迂曲，最终导致不孕。腹腔镜手术可以松解粘连，使术后妊娠率达到81.0%。

（2）输卵管伞端成形术或造口术：炎症后，输卵管伞端被纤维组织包裹，形成伞端的闭锁和狭窄，在腹腔镜下行伞端成形术，可以使妊娠率达50%。与输卵管造口术相比，伞端成形术有着较好的妊娠结局，其术后妊娠率是造口术的2倍，可达60%。输卵管近端、远端病变与术后妊娠发生率无明显差异，作为近端病变可能会增加手术的难度，应配合宫腔镜手术，其术后达到通畅者并不影响其术后妊娠发生率。

（3）输卵管积水切除术：输卵管积水未治疗行IVF-ET的种植率及临床妊娠率较低，但在IVF-ET之前行输卵管造口术可改善IVF-ET的种植率及临床妊娠率。国外有许多文献报道了LSC下阻断或切除积水的输卵管，以提高IVF-ET的成功率。通过研究17例输卵管积水患者行输卵管近端切断与11例患者行输卵管切除术相比，后者FSH水平明显升高，前者能够保护卵巢储备，对于输卵管积水的不孕症患者来讲是最佳的手术方法。

（4）经阴道注水腹腔镜技术（THL）：近年来，THL已悄然兴起，THL是基于后陷凹镜原理，使用的扩充介质是温盐水而不是气体，类似于宫腔镜检查，手术时间为8 min，成功率95%，与腹腔镜诊断的符合率高达81.8%。国外已有文献报道使用该技术诊断不孕症，对输卵管是否通畅及有无粘连的诊断准确性高于子宫输卵管造影。

（5）腹腔镜输卵管吻合术：适用于输卵管结扎术后要求复通的患者。先用亚甲蓝通液，确定结扎的部位，切除原输卵管术后瘢痕，用血管吻合线间断缝合两针，上下各一针。术后每天通液、注药，防止再次粘连，术后复通率可达90%以上，高于开腹手术。输卵管绝育术后LSC下输卵管再吻合术可以在机器人远距离操作下进行，操作步骤系统化，因此与开放的显微外科手术时间相比，该术式时间缩短，对患者有利。

(五)试管婴儿(IVF-ET)术

IVF-ET 术可以绕过输卵管这个环节助孕,影响 IVF 成功的因素较多,如年龄、患者不孕原因以及卵巢储备功能等。然而 IVF 费用较高,不是所有的不孕患者都能负担得起。目前尚无随机对照研究证明准备进行 IVF 治疗前,手术对于输卵管性不孕患者的疗效,现有的一些研究结果提示,对于一些年轻、卵巢储备功能较好的患者,首选手术治疗特别是诊断性腹腔镜是必要的。如果术后 1 年未妊娠可以考虑IVF-ET 术。但对于一些年龄较大的、输卵管疾病较重的患者可以直接考虑 IVF 治疗。因为对于输卵管近端和远端均有阻塞的病情较重患者,输卵管手术后的 2～5 年内自然妊娠率只有 12.5%。对于伴有输卵管积水和反复异位妊娠的患者,建议 IVF 治疗之前实施预防性的手术治疗,即接受输卵管切除术,以增加宫内妊娠的可能性。总之,IVF之前是否要实施手术需要根据患者的实际情况给予综合考虑。

(夏敏)

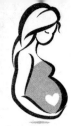
第三节　子宫内膜异位症

19世纪的英国上流社会女性流行穿紧身服饰,导致许多妇女罹患腹痛,而喜穿宽松传统沙龙服饰的印度妇女则较少出现这种情况。据说这跟穿紧身服装导致子宫内膜异位症相关联,而事实是否真是这样呢？子宫内膜异位症究竟是怎样的一种疾病？出现什么样的情况我们需要警惕子宫内膜异位症的发生？

一、子宫内膜异位症的定义及发病机制

子宫内膜异位症是一种常见的妇科疾病,定义为子宫内膜组织生长在子宫腔以外引起的病症。

内膜异位可由子宫内直接延伸至其他部位而生长,也可由其他组织内某种细胞演变而来,对卵巢分泌的激素感应而发生周期性出血,且常容易引起周围组织纤维增生和粘连而形成结节或肿块。这些肿胀和出血,使血液流到体腔之内,令患者发炎和感到痛楚。

子宫内膜异位症是继发性经痛的主要原因,更有机会减低成功受孕的机会。子宫内膜异位症最常见于卵巢及输卵管,也有机会出现于子宫肌层、盆腔腹膜,甚至是膀胱及大肠。其中因卵巢的子宫内膜异位,可形成内有棕色液体的子宫内膜瘤,所以又有"巧克力肿囊"或"朱古力瘤"之称。

目前对此病发病的机理有多种说法,其中被普遍认可的是子宫内膜种植学说。此外,子宫内膜异位症的发生还与机体的免疫功能、遗传因素、环境因素有关。

(1)种植学说:经血逆流,内膜种植。月经期,经血从宫口、阴道排出人体外是顺流而下,但是有小部分经血或因其他原因夹杂着脱落的子宫内膜碎片,由输卵管道流进入腹腔,种植在盆腔脏器的表层形成子

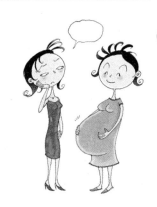

宫内膜异位病灶,这是主要原因。

（2）化生内膜:浆膜上皮,化生内膜。人体在胚胎发育时期,卵巢表面上皮、腹膜、阴道直肠膈、脐部均由体腔上皮化生而来,这些组织在性腺激素、炎症、机械因素的刺激下能够转化、形成另一种组织,同样可以化生为子宫内膜,因为不在宫腔,就成了异位的内膜。

（3）良性转移:经血液淋巴,良性转移。这是一种较为罕见的发病原因。出现在肺部、脑膜、心包、四肢及其他远端的子宫内膜异位症,是通过血液循环或淋巴系统将子宫内膜碎屑转移停留在某脏器或组织上而发病。

（4）医源性的内膜移植:这是人为因素使子宫内膜移植到某些部位,多见于剖宫产术、早期中期妊娠行刮宫术、分娩时行会阴侧切术、人工流产术等过程中。因宫腔血液中含有内膜而被种植于腹腔、腹壁、会阴等处。

（5）免疫防御功能缺陷:随经血逆流至腹腔的子宫内膜,如同一种异物,会激活身体内的免疫系统,动员出大量的免疫细胞及体液围歼消除,假如体内免疫功能缺陷,就会发展成为子宫内膜异位症。

（6）内分泌功能失调:异位的子宫内膜,无论来源如何,其生长变化均与卵巢内分泌有关,雌激素能促进生长,孕激素能使其抑制,临床发现大多数患者,孕激素缺乏,因此助长了本病的发生发展。

（7）遗传与体质的因素:临床观察发现,有家族病史的人患此病居多。体质因素中如肥胖、超重、身长过高等亦有一定关系。

二、子宫内膜异位症的临床表现及辅助检查

◇临床表现

（1）痛经:痛经是子宫内膜异位症最典型的症状。医学术语是继发性痛经进行性加剧。开始无疼痛,随着时间推移,慢慢地出现痛经,并

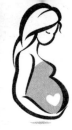

逐步加剧。可以发生在月经前，月经时及月经后。开始阶段能够忍受，数月或年后有的痛经加剧需要止痛剂，严重阶段疼痛难忍，止痛剂加量甚至无效。疼痛由于子宫内膜异位症内部出血刺激局部组织炎性反应引起。子宫内膜异位症病灶分泌前列腺素增加，导致子宫肌肉挛缩，痛经势必更为显著。月经过后，出血停止，疼痛缓解。痛经主要与子宫内膜异位症种植部位有关，与严重程度不一定相关。

（2）月经异常：可以表现为月经过多或者周期紊乱。月经异常多数与子宫内膜异位症影响卵巢功能有关。子宫内膜异位症患者可以发生卵巢功能失调，如排卵异常等。

（3）不孕：子宫内膜异位症患者常伴有不孕。患者中 40％～50％ 出现不孕。原因：子宫内膜异位症常可引起输卵管周围粘连影响卵母细胞捡拾；或因卵巢病变影响排卵。

（4）性交疼痛：子宫直肠窝、阴道直肠隔的子宫内膜异位症可以引起性交痛（深部触痛），经期排便次数增加、疼痛（里急后重）。

（5）其他：膀胱刺激征：子宫内膜异位至膀胱者，出现有周期性尿频、尿痛、血尿。腹壁瘢痕及脐部的子宫内膜异位症则出现周期性局部肿块及疼痛。

◇ 辅助检查

1. 实验室检查

（1）CA125（卵巢癌相关抗原）值测定。CA125 是一种存在于胚胎体腔上皮副中肾导管衍生物及其赘生物组织中的一种高分子糖蛋白，能与单克隆抗体 OC-125 发生特异性结合，作为一种肿瘤相关抗原，对卵巢上皮性癌有一定的诊断价值。但在子宫内膜异位症患者，CA-125 值亦可升高，且随内膜异位症期别的增加，阳性率也上升，因此对于子宫内膜异位症的诊断有一定的帮助。但越来越多的研究表明，CA125 与子宫内膜异位症严重程

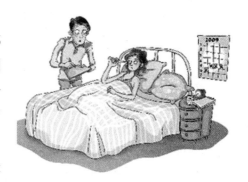

度无明显相关,不推荐临床医师采用子宫内膜组织、经血中或宫腔液体中的生物标记物以及包括血浆、尿、血清 CA125 的免疫生物标记。

(2)抗子宫内膜抗体(EMAb)。抗子宫内膜抗体是一种以子宫内膜为靶抗原,并引起一系列免疫病理反应的自身抗体,是子宫内膜异位症的标志抗体。子宫内膜异位症患者血液、宫颈黏液、阴道分泌物中和子宫内膜处有抗子宫内膜抗体,子宫内膜异位症患者抗子宫内膜抗体的检测率为 70%~80%,因此血清 EMAb 的检测为子宫内膜异位症患者的诊断及疗效观察的有效检查方法。

2.影像学检查

(1)B 型超声检查。B 型超声检查为妇产科常用的检查方法之一,且对妇产科疾病的诊断具有重要的作用。在盆腔子宫内膜异位症的诊断中,可根据 B 超声像图的特点进行诊断,如对卵巢子宫内膜异位囊肿的诊断,并可确定囊肿的位置、大小、形状及发现妇科检查时未触及的包块。

(2)腹腔镜检查。借助腹腔镜直接窥视盆腔,见到异位病灶或对可见之病灶进行活检确定诊断,并可根据镜检的情况决定盆腔子宫内膜异位症的临床分期及确定治疗方案。在腹腔镜下应注意观察子宫、输卵管、卵巢、子宫骶骨韧带、盆腔腹膜等部位有否子宫内膜异位病灶。镜下异位灶的特点为:呈红色、青色、黑色、棕色、灰色、点状、小泡状、结节状或息肉样病灶。根据腹腔镜检查或手术所见情况,对子宫内膜异位症进行分期及评分。

(3)X 线检查。可行单独盆腔充气造影、子宫输卵管碘油造影协助诊断盆腔子宫内膜异位症。在盆腔充气造影下可显示子宫附件粘连成团,形成密度不等及不规则的增白影,子宫直肠间距变小,子宫直肠陷凹变浅、增白。子宫输卵管碘油造影可显示子宫后位、固定、伞端周围碘油残留、输卵管通而不畅、扭曲或僵直,24 小时复查摄片,见碘油呈小团块状、粗细不均、点状、雪花样分布等特点。

(4)磁共振成像(MRI)。MRI 可多平面直接成像,直观了解病变的范围、起源和侵犯的结构,可对病变进行正确的定位,增强对软组织的显示能力。因此,MRI 对诊断子宫内膜异位症及了解盆腔病变及粘

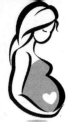
连情况均有很大价值。

三、出现什么情况须警惕子宫内膜异位症的发生？

根据 2014 年欧洲人类生殖及胚胎学会（ESHRE）关于内异症诊疗的指南，出现如下情况须警惕内异症的发生。

（1）妇科症状：痛经、非周期性下腹痛、深部性交痛、不孕以及出现以上症状时乏力。

（2）育龄期妇女周期性出现的非妇科症状：排便困难、排尿困难、血尿和便血，肩膀痛等。

（3）盆腔检查发现什么阳性体征提示存在盆腔子宫内膜异位症以及病变部位？临床医师对所有怀疑子宫内膜异位症的妇女行盆腔检查。青少年或没有性生活史的女性不适合行经阴道检查，可采用肛查替代，对子宫内膜异位症的诊断有一定帮助。盆腔检查发现阴道直肠隔（触痛）硬结或结节或阴道后穹窿可见阴道结节，可考虑诊断深部内异症。盆腔检查触及附件区包块，临床医师应考虑诊断卵巢子宫内膜异位囊肿。即使盆腔检查正常，如果怀疑子宫内膜异位症，也应考虑下此诊断。

（4）诊断性腹腔镜手术：即使腹腔镜检查术的阳性发现可以诊断子宫内膜异位症，阴性发现也不能排除内异症的存在，需通过组织学诊断确诊腹腔镜的阳性发现。推荐临床医师在进行卵巢子宫内膜异位症囊肿或深部浸润型子宫内膜异位症手术时应取行组织病理学诊断排除罕见的恶变可能。

（5）绝经前妇女的以下超声学特征可作为诊断卵巢子宫内膜异位症的依据：毛玻璃样回声、1-4 房囊肿以及没有可探及血流信号的乳头状结构。

四、子宫内膜异位症的诊断

根据本病的特点，凡在生育年龄的妇女有进行性加剧的痛经或伴不孕史,妇科检查可扪得盆腔内有不活动包块或痛性结节者,一般即可初步诊断为盆腔子宫内膜异位症。病情稍复杂者可进一步借助上述实验室检查及特殊检查方法进行诊断,一般诊断并不困难,但在诊断的过程一定要详细询问病史,认真进行妇科检查,综合分析病情,以得出正确的诊断。

五、子宫内膜异位症疼痛的治疗

1. 镇痛药

推荐临床医师考虑使用非甾体抗炎药或其他镇痛药缓解子宫内膜异位症疼痛。

2. 激素类药物

详细询问患者可能因子宫内膜异位症而出现的症状,联合激素类避孕药或孕激素达到充分镇痛。选择激素治疗时,应考虑患者的偏好、副反应、疗效、费用和可行性。医师可采用以下激素治疗。

(1)激素类避孕药:可考虑采用激素类避孕药缓解子宫内膜异位症引起的性交痛、痛经和非经期腹痛。

(2)孕激素(醋酸甲羟孕酮、双烯孕酮、醋酸环丙孕酮、醋酸炔诺酮或达那唑)或孕激素拮抗剂(孕三烯酮)。开药时应充分考虑到孕激素和孕激素拮抗剂各自不同的副作用,尤其是不可逆的副作用(如血栓和雄激素效应)。

(3)GnRHa:推荐使用GnRHa(那法瑞林、亮丙瑞林、布舍瑞林、戈舍瑞林或曲普瑞林)缓解子宫内膜异位症相关的疼痛。注意在GnRHa治疗开始时即应使用激素反向添加治疗,预防治疗过程中的骨丢失和低刺激素副反应。

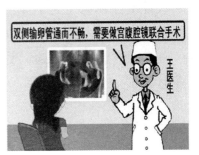

3. 芳香化酶抑制剂

其他药物或手术治疗无明显缓解的

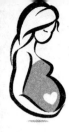
阴道直肠隔子宫内膜异位症疼痛,可以考虑给予芳香化酶抑制剂联合口服避孕药、孕激素或 GnRHa,这些药物均可缓解子宫内膜异位症相关的疼痛。

4.手术治疗

在腹腔镜诊断子宫内膜异位症同时应治疗,如发现盆腔异位灶,应考虑烧灼和电切术,如发现子宫内膜异位囊肿时,应实施囊肿剥除术,而不是穿刺引流术或凝固术,因为囊肿剥除术可达到治疗的目的。同样可以有效缓解子宫内膜异位症引起的疼痛,改善生活质量。对于无生育要求,药物治疗无效的顽固性痛经患者,可考虑实施子宫切除术加肉眼可见子宫内膜异位灶清除术。但应告知患者术后也不是一定能够消除症状或治愈疾病的。

骶前神经切断术是缓解疼痛的有效的保守性手术方式,但是对手术技巧要求极高,并且潜在的风险大。不作为常规推荐手术治疗方法。

六、子宫内膜异位症与辅助生殖技术

对于子宫内膜异位症不孕患者,可考虑腹腔镜术后 6 个月内行控制性促排卵宫腔内人工授精,妊娠率与那些不明原因性不孕患者的人工授精妊娠率相近。对于内异症合并输卵管性不孕或存在男方不孕、其他治疗失败的患者可考虑行体外受精胚胎移植术。行辅助生殖治疗前可应用 GnRHa 3～6 个月以提高临床妊娠率。

对于合并直径大于 5 cm 的卵巢内异症不孕患者,ART 前行囊肿剥除术可改善内异症疼痛或卵泡获取率。但应告知患者术后卵巢功能存在下降或衰竭的风险。如果患者已有卵巢手术史,应再三斟酌是否再次手术。

七、子宫内膜异位症与绝经期

为因子宫内膜异位症手术绝经的妇女实施雌孕激素联合治疗或替勃龙治疗到自然绝经年龄,可有效缓解因内异症手术绝经妇女的绝经相关症状。而行子宫全切术的绝经后妇女行单一雌激素治疗,可增加子宫内膜异位症的发生概率。

八、子宫内膜异位症与癌症

没有证据表明内异症引起癌变,内异症患者癌症的总体发病率没有增加。一些癌症(卵巢上皮癌和非霍奇金淋巴瘤)在内异症患者中较常发生。因为尚无临床证据支持如何降低内异症中轻度增加的卵巢癌和非霍奇金淋巴瘤的发病风险,所以目前内异症恶变的总的治疗措施没有变化。

(彭芳昕)

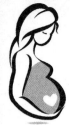

第四节　女性不孕症的手术治疗

一、腹腔镜在不孕症中的应用

腹腔镜手术就是在腹部的不同部位做数个直径 5～12 mm 的小切口，通过这些小切口插入摄像镜头和各种特殊的手术器械，将插入腹腔内的摄像头拍摄的腹腔内各脏器的图像传输到电视屏幕上，在显示屏监视指导下，于腹腔外操纵手术器械，对病变组织进行探查、电凝、止血、分离、切开与缝合等操作。具有创伤小、并发症少、安全、康复快的特点。目前，腹腔镜已成为女性不孕症的必不可少的检查、治疗手段。腹腔镜检查可以迅速明确不孕的原因，并可同时进行可能的治疗，如盆腔粘连分离、子宫内膜异位症病灶的清除、输卵管的成形术、卵巢打孔术、卵巢功能的诊断等。

（一）腹腔镜的适应证

哪些不孕症患者适合作腹腔镜手术呢？女性不孕症根据不孕原因分为输卵管性不孕、卵巢性不孕、子宫性不孕、免疫性不孕及不明原因性不孕等。卵巢提供卵子；输卵管具有运送精子、摄取卵子及把受精卵运送到子宫腔的重要作用；子宫作为孕育胎儿的"土壤"。卵巢功能障碍、输卵管粘连、梗阻、积水、子宫畸形等都将导致女性不孕。上述原因导致的

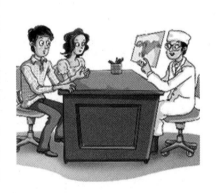

不孕都可以通过腹腔镜检查明确诊断并进行适当的手术治疗。

1.诊断性腹腔镜的适应证

(1)原发性和继发性不孕症。

(2)原因不明性不孕症。

(3)输卵管通畅度的评价:腹腔镜直视下行输卵管通液可观察美兰液是否从输卵管伞端溢出,以判断输卵管的通畅性,并能直接观察输卵管的形态与走形。

(4)输卵管整形术后仍不孕者,行第二次腹腔镜检查以了解治疗效果。

(5)排卵障碍性不孕症如多囊卵巢综合征、卵巢早衰等。

(6)子宫内膜异位症的早期诊断、正确分期及病灶清除等,腹腔镜检查是子宫内膜异位症唯一的金标准诊断方法。

(7)子宫畸形:双角子宫、单角子宫、残角子宫、鞍形子宫等均能通过腹腔镜直观检查,正确诊断。

(8)协助宫腔镜手术。

2.治疗性腹腔镜的适应证

(1)输卵管伞端积水、梗阻成形术、造口术。

(2)输卵管、卵巢粘连分离术。

(3)卵巢囊肿穿刺或剥除术。

(4)子宫内膜异位症病灶清除及巧克力囊肿抽吸或剥除术。

(5)多囊卵巢综合征的打孔治疗。

(6)助孕技术前盆腔情况的诊断。

(二)腹腔镜手术的禁忌证

尽管腹腔镜手术是微创手术,但它和其他任何手术一样存在风险,甚至可能发生严重的并发症。哪些患者不宜进行腹腔镜手术呢?腹腔镜手术禁忌证包括绝对禁忌证和相对禁忌证。

1.腹腔镜手术的绝对禁忌证

(1)不能耐受包括气管插管在内的麻醉者。

(2)患者病情严重不宜做剖腹手术时。

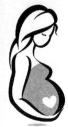
（3）心血管患者不能做人工气腹者。

（4）腹腔或膈肌疝。

（5）肠胃明显胀气如肠梗阻、肠管扩张等以及其他不能做腹腔穿刺的情况，如腹腔广泛粘连等。

2.腹腔镜手术的相对禁忌证

（1）有腹部手术史。

（2）肥胖。

（3）急慢性盆腔炎。

（4）过大的子宫肌瘤及卵巢囊肿。

随着腹腔镜设计不断完善，操作技术的不断提高，腹腔镜手术范围有了适当的扩大，上述情况也可实施手术。

（三）腹腔镜手术并发症

腹腔镜手术虽是微创手术，但微创仍属有创，与所有的外科手术一样，腹腔镜手术也承担有发生并发症和死亡的风险，包括腹腔镜手术所特有的并发症和各种疾病开腹手术有关的并发症。主要并发症为出血、损伤和感染。与经腹手术、阴式手术比较，腹腔镜手术并发症发生率较低。

1.麻醉意外

主要表现为低血压、呼吸、心跳骤停、窒息等。

2.与气腹相关并发症

腹腔镜手术必须具备足够稳定的腔内手术空间，普遍采用的方法是 CO_2 气腹机人工气腹。人工气腹常导致以下并发症：

（1）气肿：最常见，占并发症的 38.46%。以皮下气肿最多见，因大多在手术当时发现，危害常不大。

1）皮下气肿：最多见，因腹壁穿刺口过大，或手术时间长、气腹压力过高、CO_2 气体渗漏引起。

2）腹膜外气肿：气腹针穿刺未进入腹腔所致。

3）大网膜气肿：穿刺针进入过深刺入大网膜所致。

4)纵隔气肿:因腹膜外气肿延伸到纵隔,或腹腔内压力过高,气体沿主动脉周围或食管裂孔通过横膈所致。

(2)气体栓塞:发生率极低,一旦发生却是致命的。

(3)心肺功能异常:气腹前后,患者心率和血压都有升高,若患者术前有心肺功能不全,将增加手术的危险性。

(4)高碳酸血症和酸中毒:CO_2 分压升高,氧饱和度下降,严重者心排出量锐减。

(5)术后肩痛:发生率达 18.75%。

3.损伤

包括机械性损伤和电损伤。损伤部位可为皮肤、血管、肠管、大网膜、膀胱、输尿管等,其中以血管、肠管、大网膜、膀胱损伤最常见;以血管、肠管、输尿管损伤最严重。皮肤电灼伤:妇科腹腔镜手术电损伤占手术并发症的 10% 左右。大腿后方电极板接触处和胸部较易发生电灼伤。神经损伤:发生率为 0.23%。

4.出血

发生率约为 0.68%。

5.穿刺点种植

穿刺点子宫内膜异位种植和肿瘤种植。

6.术后常见并发症

(1)术后恶心、呕吐,发生率达 30%～50%。大多数患者可耐受。

(2)术后腹胀:排除脏器损伤因素外,主要与腹腔内残留气体及麻醉后肠功能未完全恢复有关。术后多翻身,并尽早下床活动。

(3)术后感染:腹腔镜术后感染发生率较低,常见部位为腹腔内或皮肤切口。

(4)下肢静脉淤血和血栓形成:危险因素包括气腹、高碳酸血症带来的高凝状态。手术时间超过 1 小时者,发生下肢静脉血栓形成的可能性增加。多在术后 48 小时左右出现下肢疼痛,B 超检查可确诊。

(5)切口疝:大网膜嵌顿表现为切口处疼痛,无严重后果。用消毒镊将大网膜送回腹腔,穿刺口局部麻醉下缝合一针即可。

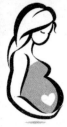
（6）术后粘连：腹腔镜手术与开腹手术相比，大大减少了手术部位的粘连，发生率为 14.3％。

二、宫腔镜在不孕症中的应用

子宫是孕育胎儿的"土壤"，任何子宫病变破坏了胚胎及胎儿生长发育的环境，都将导致不孕和反复流产。子宫性不孕占女性不孕的 6.9％。常见的原因有子宫内膜炎、宫腔粘连、子宫畸形、子宫内膜息肉、子宫肌瘤等。

传统的了解宫腔内病变的方法有子宫输卵管造影、B 超等影像学方法，所见均为间接性结果。宫腔镜是一项新的、微创性的、直观的诊断、治疗技术，它包括宫腔镜、能源系统、光源系统、灌流系统和成像系统。它利用镜体的前部进入宫腔，对所观察的部位具有放大效应，不仅能确定病灶的部位、大小、外观和范围，且能对病灶表面的组织结构进行细致的观察，并在直视下取材或手术。目前已成为女性不孕症检查和治疗的常用方法之一。

（一）宫腔镜检查的适应证

对疑有任何形式的宫腔内病变者均为宫腔镜检查的适应证。在不孕症患者中常见于以下情况。

（1）异常子宫出血：月经过多、过频、经期延长、不规则出血等。

（2）异常宫腔内声像学所见：包括 B 超、子宫输卵管造影、CT、MRI等发现的异常声像图。宫腔镜检查可以对宫腔内病变进行确认、评估、定位、活检等。

（3）反复流产：反复流产患者中子宫异常者占 13％，子宫纵隔是最常见的畸形。

（4）寻找不孕的子宫因素：不孕妇女中，46.33％患者宫腔异常，包括子宫内膜息肉、宫腔粘连、宫内异物、黏膜下肌瘤等。子宫

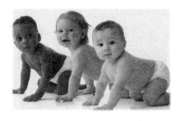

畸形占 3.5%。

（5）反复 IVF-ET（试管婴儿）失败者：有研究发现，IVF-ET 失败病例中，宫腔镜检查宫腔内膜异常的发生率 84.21%，经相应处理后妊娠率明显提高。

（二）宫腔镜检查的禁忌证

1.宫腔镜检查的绝对禁忌证

一般认为宫腔镜检查无绝对禁忌证。如有生殖道急性感染，应首先予以抗感染治疗，待炎症得到控制后方可实施宫腔镜检查。

（1）急性子宫内膜炎。

（2）急性附件炎。

（3）急性盆腔炎。

2.宫腔镜检查的相对禁忌证

（1）大量子宫出血：大量出血时宫腔镜的视野全部被血液所遮盖，不仅难以查出病变，而且会增加出血。

（2）妊娠：有可能引起流产。

（3）慢性盆腔炎：有可能使炎症扩散。

（三）宫腔镜检查时间的选择

除特殊情况以外，一般以月经干净后 5 天内为宜，因此时子宫内膜薄，黏液少，不易出血，病变容易暴露。对不规则出血的患者在止血后任何时间都可检查。

（四）常见的宫腔内病变有哪些？

（1）黏膜下肌瘤：黏膜下肌瘤外观呈圆形或椭圆形，表面白色平滑，且有光泽，可见到较粗的树枝状血管或走形规则的血管网。

（2）宫腔粘连：宫腔粘连可分为膜性粘连、纤维肌性粘连和结缔组织性粘连。膜性粘连的表面与周围的子宫内膜外观相似，用宫腔镜可分离开；纤维肌性粘连呈淡红色或黄白色，呈网格或壁架状，有子宫内

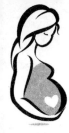

膜覆盖,质地坚韧,不易分离;结缔组织性粘连是一种瘢痕组织,表面呈灰色,无子宫内膜覆盖,比较粗糙,一般需手术切除。

（3）子宫先天发育异常:双角子宫、单角子宫、鞍状子宫、纵隔子宫、幼稚子宫等。子宫纵隔根据纵隔的长度分为完全纵隔和不完全纵隔。

（4）宫腔内异物:宫内节育器、胎物残留、剖宫产时遗留的丝线等。

（5）子宫内膜息肉:是子宫内膜面突出的良性结节。由内膜腺体及其间质组成。外表呈现细长的圆锥形或卵圆形,表面平滑,有血管,可为单发或多发,有大有小,大的可脱出于宫口外,小的用显微镜才可见到,有时呈球形,需与黏膜下肌瘤相鉴别。

（6）子宫内膜增生:腺体增生有时为局限性,有时为弥漫性。

（7）子宫内膜非典型增生和子宫内膜癌:子宫内膜非典型增生是癌前病变,如不进行治疗,可能发展成为子宫内膜癌。子宫内膜非典型增生和子宫内膜癌的区别有一定难度,宫腔镜检查需识别出最可疑的部位进行活检。

（8）慢性子宫内膜炎:慢性子宫内膜炎的病变轻微,难以查到,然而可以导致子宫出血和不孕,宫腔镜下表现为子宫内膜充血和水肿。子宫内膜结核:镜下表现为子宫内膜增厚、粟粒状小结节、内膜消失、内膜瘢痕化及不同程度的宫腔狭窄等,定位活检可提高确诊率。

（五）宫腔镜检查的并发症

宫腔镜检查常见的并发症:主要为损伤、出血和感染。

（1）损伤:扩宫和插入宫腔镜鞘时易发生宫颈撕裂、子宫穿孔等。

（2）出血:一般宫腔镜检查后可有少量出血,多在一周内干净。

（3）感染:较少见。偶发病例均有慢性盆腔炎史,术后酌情使用抗生素可预防感染。

（六）宫腔镜检查后注意事项

术后禁性生活两周,必要时抗生素预防感染,并针对原发病进行

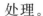
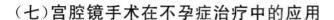

处理。

(七)宫腔镜手术在不孕症治疗中的应用

宫腔镜在不孕症中既是一种检查手段,可以直接观察宫腔形态,识别宫腔内病变性质、部位、范围和程度,同时宫腔镜手术也是治疗宫腔病变的有效方法,具有术后病率低、术后需避孕时间短等优点。与不孕症相关的宫腔镜手术有如下几种。

(1)宫腔镜子宫肌瘤切除术:适用于黏膜下肌瘤、内突壁间肌瘤和宫颈肌瘤患者。一般肌瘤大小限于直径 5 cm 以下。

(2)宫腔镜子宫内膜息肉切除术:直视下钳抓和从根蒂部切除子宫内膜息肉。

(3)宫腔镜子宫纵隔切除术:与剖腹手术相比,宫腔镜切除的纵隔是较少血管的胚胎残留组织,术时无明显出血,是子宫纵隔的金标准治疗方法。

(4)宫腔粘连切除术:术后妊娠率 34.9%～62%,术后粘连复发率 3.15%～23.5%。

(5)宫腔镜宫内异物取出术:可在直视下采用夹取、套入等方法取出节育环、残留胚物等。

(八)宫腔镜手术并发症

宫腔镜手术是应用宫腔电切镜完成的手术,宫腔的充分膨胀和清澈无血是检查和治疗的重要条件,手术时需要适宜的膨宫介质。复杂的手术常在超声或腹腔镜监导下进行。并发症虽少见,但严重。主要并发症如下。

(1)低钠血症性脑病:宫腔镜手术中由于膨宫压力和灌流介质的作用,可致非电解质液体在短时间内大量进入机体,造成体液超负荷、血液稀释及血浆渗透压水平下降等一系列临床改变,又被称为"体液超负荷"、"水中毒"等,是宫腔镜手术中严重并发症之一。

(2)脏器损伤:子宫穿孔是宫腔镜手术最常见的并发症,其发生率为0.25%～25%。此外有肠管损伤、膀胱损伤、后穹窿撕裂伤等。

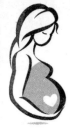

（3）出血：术中有损伤主动脉、髂外及髂内血管可能，可致血腹，导致猝死。

（4）感染：发生率0.01%～2%。

（5）静脉空气栓塞：多数无症状，严重者少见。

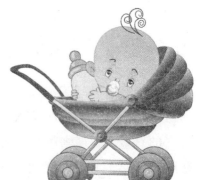

（6）宫腔粘连：子宫是一个具有潜在腔隙的器官，正常情况下，前后壁紧贴但并不会发生粘连，这是因为子宫内膜在卵巢激素作用下，具有很强的再生能力，对于小范围的宫腔操作，只要内膜基底层不受损伤，或者即使部分内膜基底层受到损伤，而对侧内膜完整，没有形成粗糙面，受损部位的内膜能够很快再生修复创面，不会引起粘连。当宫腔内手术操作破坏内膜基底层范围较大时，则可能发生术后宫腔粘连。宫腔镜手术后发生宫腔粘连的程度和可能性与术前宫内病变的程度、性质和手术切割范围密切相关。

三、宫腔镜腹腔镜联合手术在不孕症中的应用

宫腔镜腹腔镜联合手术是一次麻醉下同时实施宫腔内及腹腔内两种以上疾病的诊断与治疗的方法。联合手术实现了两种微创手术的优势互补。评估宫腔、输卵管、盆腔等不孕因素，在腹腔镜的监导下直观、准确地切除宫腔内子宫肌瘤、子宫内膜息肉等占位性病变；分离严重的宫腔粘连；矫治子宫畸形；同时可进行输卵管整形、卵巢囊肿剥除、子宫内膜异位病灶清除等。使患者只需经历一次麻醉、一期手术，融诊断与治疗为一体。

（一）宫腔镜腹腔镜联合手术的适应证

（1）不孕症的诊断与治疗：子宫输卵管造影提示10%～20%的不孕症患者存在输卵管近端阻塞，其中20%～30%可能是由于痉挛所致。在腹腔镜监导下，通过宫腔镜输卵管插管技术不仅可以解除输卵管腔的痉挛，而且可使导管直接插入输卵管间质部并准确进入输卵管

腔内,宫、腹腔镜联合输卵管插管操作,有助于了解输卵管的形态,评价其通畅情况,也是输卵管梗阻首选的治疗方法。还可同时诊治其他盆腔内病变,如盆腔粘连,子宫内膜异位,和输卵管伞端的微小病变等,并施行相应的手术。

（2）慢性盆腔痛的病因学检查与治疗。

（3）监护疑难宫腔镜手术：由于子宫具有形状构造特殊,内膜再生能力强,宫壁厚度有限,壁间血运丰富等特点,给宫腔镜下手术操作带来很大难度,尤其是进行子宫腔的重建和整复性手术如严重的宫腔粘连分离、子宫纵隔矫治以及无蒂和壁间内突肌瘤

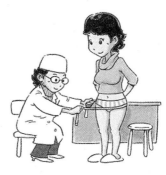

切除手术等,术中子宫穿孔难以避免。腹腔镜监护可以直接观察子宫浆膜的变化,能够及时诊断子宫穿孔以及发现是否由于穿孔造成盆腔其他脏器的损伤,同时还可以修补穿孔的脏器。

（4）子宫畸形的诊断和矫治手术：经腹腔镜观察子宫底,宫腔镜进一步观察宫腔形态,完善子宫畸形的诊断。腹腔镜监护下,宫腔镜双角子宫矫形术、子宫纵隔切除术。腹腔镜残角子宫切除术等。

（5）子宫动脉阻断宫腔镜治疗有出血高危因素的宫内病变。

（6）宫腔与盆腔内占位性病变的诊断与治疗：任何宫腔内病变若合并盆腔内疾患,均可进行宫腹腔镜联合检查和手术。黏膜下肌瘤或内突壁间肌瘤,宫腔镜切除时,过度切除将会引起大量出血和子宫穿孔,腹腔镜监导下可避免过度切除,必要时可进行二次手术。宫腔镜手术结束后通过腹腔镜对盆腔内进行探查,发现卵巢囊肿、盆腔内子宫内膜异位症等,可进行相应的腹腔镜手术。

（二）宫腔镜腹腔镜联合手术的禁忌证

与宫腔镜、腹腔镜手术禁忌证相同。

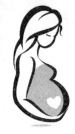
四、经阴道注水腹腔镜技术在不孕症中的应用(THL)

目前对不孕症妇女进行盆腔检查的主要手段是子宫输卵管造影(HSG)和腹腔镜,但是子宫输卵管造影会引起不必要的 X 线暴露,并且准确率低下,大量不孕妇女的腹腔镜诊断提示 49％～70％ 的盆腔并无异常。经阴道注水腹腔镜(THL)是一种较标准腹腔镜更为微创的妇科内镜技术,是将内窥镜经阴道后穹窿置入盆腔,借助生理盐水膨胀介质,观察不孕妇女盆腔解剖和输卵管病变的微创诊断方法,现今已发展到可以对盆腔后部细微粘连、子宫内膜异位症(EMS)和多囊卵巢综合征(PCOS)进行诊断、评估和治疗。术中联合宫腔镜和输卵管染色通液,可一次性完成不孕妇女的盆腔探查,其操作简单,并发症少,患者耐受性好。

(一)经阴道注水腹腔镜的适应证

(1)原因不明的原发和继发不孕症,术前妇科和 B 超检查未发现有明确盆腔疾患,既往无盆腔手术史的患者。为探查不孕原因,用经阴道注水腹腔镜替代创伤较大的标准腹腔镜,同时进行亚甲蓝染色通液替代子宫输卵管造影。

(2)因子宫输卵管造影或超声检查提示宫内异常,需要进行宫腔镜诊断和(或)手术的不孕患者,同时做经阴道注水腹腔镜,诊断有无盆腔子宫内膜异位症及粘连。如有指征,可评估输卵管通畅度和子宫形态。

(3)子宫输卵管造影检查正常,经至少 3 个周期的治疗仍未受孕者,进一步评估输卵管通畅度及其与卵巢间的解剖关系。

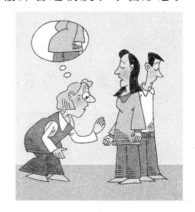

(4)开腹或腹腔镜子宫肌瘤剔除术后,输卵管手术后,或Ⅲ、Ⅳ级子宫内膜异位症术后,替代子宫输卵管造影或标准腹腔镜二次探查,进行随访。

(5)替代标准腹腔镜为宫腔镜手术做

简单的腹腔镜诊断,用经阴道注水腹腔镜作为一线检查方法,将腹腔镜诊断留作第二步。

（6）可用于治疗子宫内膜异位症和多囊卵巢综合征:可行经阴道注水腹腔镜下子宫内膜异位病灶电凝术;腹腔镜卵巢打孔是治疗多囊卵巢综合征的微创方法,效果与卵巢楔形切除相同,有些患者在打孔后无论用药与否均恢复排卵并妊娠。

（7）与输卵管镜联合应用:输卵管镜能细致地观察输卵管黏膜,较标准腹腔镜能更好地预测妊娠预后。

（二）经阴道注水腹腔镜的禁忌证

（1）明显的盆腔病变以及泌尿、生殖系统的急性感染。

（2）子宫后屈、固定,直肠子宫陷凹封闭和全子宫切除术后,易致穿刺失败和直肠穿孔。

（3）有腹腔镜指征者,不宜再试行经阴道注水腹腔镜。

（4）阴道上段狭窄及肥胖患者后穹隆穿刺可能不成功,体重指数超过45,穿刺失败率高。

（5）子宫后倾,但不固定,穿刺的失败率50%,后位子宫是经阴道注水腹腔镜的相对禁忌证。

（三）经阴道注水腹腔镜术前检查

行经阴道注水腹腔镜前,应详细询问病史,进行妇科检查和阴道超声检查,以了解有无盆腔手术史和明显的盆腔疾患。

（四）经阴道注水腹腔镜的麻醉方式

可在局部麻醉、静脉镇静麻醉和全身麻醉下进行。通常局部麻醉（宫颈旁阻滞麻醉,或宫颈后唇和后穹隆中央局部浸润麻醉）、静脉镇静麻醉即可使患者达到很好的耐受性。

（五）经阴道注水腹腔镜的并发症

（1）穿刺针直肠穿孔,经保守治疗无严重后果。

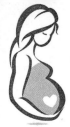

（2）穿刺失败率 1%～10%。

（3）因为视野相对较小，卵巢打孔过程可能会将肠管误认为卵巢导致肠管损伤。

（六）经阴道注水腹腔镜的局限性

（1）广角光学视管可提供输卵管—卵巢结构和盆腔周围的近景，而不能像标准腹腔镜一样提供盆腔全景，致使视野受限。

（2）硬镜经阴道通路不能观察盆腔前部，会导致漏诊。因此当需要看盆腔全景时，例如广泛的盆腔粘连，腹腔内出血，或急性盆腔痛等，标准腹腔镜仍然是首选。

（3）经阴道注水腹腔镜仅适用于原因不明的不孕症和无明显体征的妇科疼痛患者，以减少创伤较大的腹腔镜操作。为减少穿刺失败率，应严格掌握禁忌证。

五、显微外科技术在不孕症中的应用

显微外科手术的应用，使不孕症手术进入了一个新的阶段。显微外科手术不单纯是放大，还包括精细的操作和止血，精密的缝合和对合，损伤小，可最大限度地保持盆腔器官的正常解剖关系。在输卵管手术中，显微外科手术最大的优势在于术后粘连少、保持伞端在最佳的功能状态，显微手术的成功率为非显微手术的两倍。

不孕症中显微外科手术主要包括：输卵管吻合术、输卵管卵巢粘连分离术、输卵管伞端成形术和输卵管造口术。

（一）输卵管吻合术

1. 输卵管吻合术的适应证——哪些情况适合做输卵管吻合术？

输卵管绝育术后由于某些原因要求再生育并符合以下条件者，可选择行输卵管吻合术。

（1）育龄期妇女。

（2）身体健康。

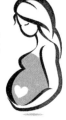

（3）绝育后月经规律、卵巢功能正常。

（4）生殖器无明显病变,包括炎症、肿瘤等。

2. 输卵管吻合术的禁忌证——哪些情况不宜行输卵管吻合术?

（1）结核性输卵管炎或弥漫性结核性腹膜炎病史。

（2）急性盆腔炎、腹膜炎史,严重的盆腔粘连。

（3）双侧输卵管多处阻塞或输卵管妊娠史。

（4）卵巢功能衰竭或其他原因无排卵及月经紊乱。

（5）男性不育。

（6）患有严重的不能负担妊娠的疾病或各种疾病的急性期。

（7）腹部皮肤有感染者应暂缓手术。

（8）有小剖宫产或两次剖宫产史为相对禁忌证。

3. 输卵管吻合术的手术时间

月经干净后 3～7 天。

4. 手术前准备

（1）详细了解节育术的方式、手术过程及术后情况。

（2）使患者及家属了解手术的成功率及手术风险。

（3）手术前作全身体检及妇科检查。

5. 输卵管吻合术的麻醉方式

通常为连续硬膜外麻醉或全身麻醉。

6. 输卵管吻合术的手术方式

（1）子宫角-输卵管吻合术。

（2）输卵管壶腹部-壶腹部吻合术。

（3）输卵管狭部-峡部吻合术。

（4）输卵管壶腹部-峡部吻合术。

7. 影响手术成功的因素有哪些?

（1）吻合部位与手术方式:输卵管峡部-峡部、壶腹部-壶腹部吻合术的两个吻合口等大,对合满意故成功率高。峡部因管腔较小,肌层较厚且黏膜光滑,容易缝合。壶腹部管腔较大,管壁薄且黏膜皱襞多,缝合没有峡部容易,但因管腔等大,血液循环丰富,成功率也与峡部吻合

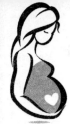

术相近。峡部-壶腹部、伞端造口术成功率低。

（2）以往绝育方式：主要是绝育时输卵管的损伤程度、部位和残留的输卵管长度。输卵管过短，无法拾捡卵子，成功率低。电凝绝育及药物栓塞对输卵管的损伤范围大，且程度深，吻合的成功率较低。

（3）吻合术后输卵管的长度：<4 cm 时，其宫内妊娠率为 20％，4～6 cm 者为 55％，>6 cm 时增加至 73％。

（4）可行可逆性手术的输卵管根数：单侧输卵管可逆手术后宫内孕率为 25％，而双侧输卵管可逆手术的成功率 61.1％。

（5）是否合并其他不孕因素：合并男方不孕因素、盆底其他病变、排卵障碍以及年龄等均可影响手术效果。

8.手术后注意事项

（1）术后应用抗生素 3～5 天，预防感染。

（2）术后尽早翻身，24 小时后可以起床活动。

（3）术后半年未妊娠者，可再次检查输卵管的通畅性或改行 IVF-ET（试管婴儿）。

（雷亚兰）

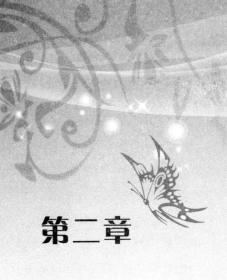

第二章

男性不育症

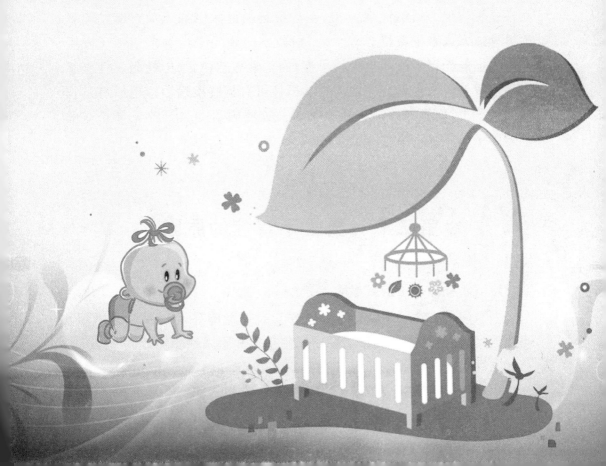

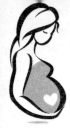
第一节　男性不育症的定义

　　不育是指经过不少于 12 个月没有避孕的性生活而没使配偶怀孕。这里 12 个月的期限是主观界定的，符合大多数夫妻（接近 85%）在 12 个月内自然受孕的事实，但并不表示对不育症的检查非得等到 12 个月期满，尤其是在任何一方因家族史而疑有不育的情况下。

　　传统观点认为不能生育的责任在女方。事实上，世界卫生组织的研究（1987 年）表明，50% 以上的不育夫妇中，男性存在生殖功能缺陷。所以每对夫妇咨询不育或开始就诊时，都应当对男性进行检查。众所周知，男性检查操作简单、费用低廉且无痛苦，而且可快速进行诊断分类。男性不育症可分为原发性和继发性，原发性男性不育是指男性从未使任何女性受孕。继发性男性不育是指曾使女性伴侣妊娠，与这个女性是否为他的目前配偶无关，也与最终的妊娠结局无关。继发不育的男性通常未来生育机会较大，一般较少出现先天性异常或精子发生严重受损的无精子或严重少精子症，而精索静脉曲张、男性附属性腺感染等所致者较为常见。继发不育的男性可有某些疾病治疗史或有毒物质的接触史，如放射线、苯、杀虫剂等。这些因素均为导致无精子症的危险因子。

第二节　男性不育症的原因

　　1. 一些全身性疾病会影响生育力

　　糖尿病、神经系统疾病可能导致勃起功能障碍和射精功能紊乱。此外，这两种情况还可能影响精子发生功能和附属性腺功能。

　　结核病可能导致附睾炎和前列腺炎，从而影响精子的运输。慢性呼吸道疾病包括慢性鼻窦炎、慢性支气管扩张,有时与精子鞭毛异常如精子鞭毛不动综合征或梗阻性无精子症的附睾分泌障碍相关。而梗阻性无精子症也可能会出现在患有囊性纤维化(CF)的男性患者中,这些CF患者基于遗传缺陷会增加输精管发育不良或者输精管缺如的发病率,其他与不育相关的非生殖系统疾病应予记录(见表2-1)。

腮腺炎性睾丸炎不是一种全身性疾病,为获得性睾丸损伤的可能原因之一,要记录在案。

酗酒能导致包括肝脏在内的多器官损害,还可能间接损伤睾丸,应分别记录。

表 2-1　男性不育相关性疾病

疾病	发病机制
先天性疾病	
遗传性疾病	
卡塔格纳综合征(Kartagener's syndrome)	精子不动
囊性纤维化(Cystic fibrosis)	输精管发育不良伴有附睾分泌功能障碍
雄激素受体缺乏症	生殖器不发育
干梅腹综合征(Prune belly syndrome)	睾丸下降不全
下腹部疾病	睾丸损伤
睾丸下降不全	睾丸损伤
Von-Hippel-Lindan 综合征	附睾囊腺瘤
后天获得性疾病	
感染	
流行性腮腺炎	睾丸炎
结核症	梗阻和睾丸炎
血吸虫病	梗阻
淋病	梗阻(及睾丸炎)
衣原体性附睾炎	梗阻
丝虫病	梗阻
伤寒	睾丸炎

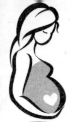

疾病	发病机制
上呼吸道感染	睾丸炎
波状热（布鲁氏杆菌）	睾丸炎
梅毒	睾丸炎
南美洲天疱疮	无精子症（梗阻性？）
内分泌疾病	
甲状腺功能亢进	激素异常
糖尿病	睾丸功能衰竭和射精障碍
肝衰竭	激素异常
肾衰竭	睾丸功能衰竭和性欲丧失
继发性睾丸功能衰竭	垂体功能衰竭，常伴雄激素缺乏
嫌色细胞瘤	
星形细胞瘤	
错构瘤	
畸胎瘤	
类肉瘤病	
神经性疾病	
截瘫	勃起功能障碍和射精功能障碍，精子发生损伤，附属性腺损伤
慢性呼吸道疾病	
支气管扩张	
慢性鼻窦炎	可能与精子鞭毛不动综合征的精子鞭毛异常、Young 综合征中的附睾逆位或分泌障碍有关
慢性支气管炎	

2. 发热

超过 38.5 ℃的发热有可能抑制精子发生功能长达 6 个月（世界卫生组织，1987）。最近资料显示，发热也可以引起精子 DNA 损伤。引起发热的疾病以及相关细节应详细记录，包括疾病的持续时间以及治疗方案。发热的损害机制至今未明，例如流感造成的损害程度是否小于严重疟疾发作尚不清楚。

3.医源性影响

某些药物治疗能够暂时或永久损伤精子发生功能。

表 2-2 列出一些影响生育的药物。如果曾经使用过这些药物,则应考虑是否可以停药,或者寻找能够不影响性功能和精液质量的替代药物,例如用美沙拉嗪替代柳氮磺胺吡来治疗克罗恩病(Crohn's disease)和溃疡性结肠炎等肠道疾病。

表 2-2　可能影响男性生育力的药物

药物名	与男性不育的相关性
肿瘤化疗药	烷化剂常造成精子发生不可逆损伤
激素治疗	大剂量的糖皮质激素、雄激素、抗雄激素药物、孕激素、雌激素、LHRH(GnRH)激动剂或拮抗剂。例如,运动员和一些年轻人滥用同化类固醇激素增加肌肉力量。这些激素可干扰垂体的反馈,导致促性腺激素释放减少、睾丸萎缩,这些变化通常是可逆的
西咪替丁	可在受体水平竞争性抑制雄激素的作用
柳氮磺胺吡啶	其毒性作用直接影响精子质量
螺内酯	在一些组织中可拮抗雄激素作用
呋喃妥英	其作用毒性直接影响精子质量
尼立达唑	为一种抗血吸虫病药物,可抑制血吸虫性腺的精子发生,也可引起男性暂时性不育
秋水仙碱	据报道可通过对精子发生的直接毒性而抑制生育力

注:其他可能干扰生殖功能的药物包括降压药和镇静药等还能损害勃起和射精功能。

任何手术尤其是施行全麻手术都可能会暂时抑制生育力,时间长达 3～6 个月。

下述手术可能直接影响生育力。

睾丸活检术可能导致短期生精功能抑制。

幼儿时尿道瓣膜手术、前列腺切除术、治疗排尿梗阻的膀胱颈部手术均可能导致逆行射精。

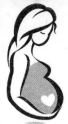

导尿管导尿可能导致尿路感染和尿道狭窄。

尿路狭窄修复可能导致射出的精液聚集在尿道扩张部分并在尿液中混有精液。尿道下裂、尿道上裂和膀胱外翻等外科重建术后，也可能发生射精障碍。

腹股沟疝手术（尤其是年轻人）可损伤输精管，导致输精管完全或不全梗阻，或者导致免疫反应产生抗精子抗体。这种情况也可出现在阴囊鞘膜积液手术、所有生殖腺和腹股手术之后。

输精管结扎术是导致手术性梗阻和产生抗精子抗体的最常见原因。这些抗体可以在输精管复能术中继续存在，即使顺利解除梗阻因素，仍会阻碍自然受孕。

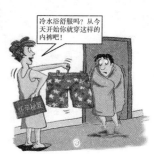

淋巴结清扫或腹膜后手术可能切除腰交感神经节，从而导致射精功能障碍，引起逆行射精和不射精。

手术日期和各种术后并发症都应当加以记录。精索静脉曲张手术、睾丸扭转手术和隐睾症手术应该分别记录。也应记录其他怀疑与不育有关的手术。

4.泌尿道感染

询问患者是否有排尿困难、尿失禁、血尿、尿频或其他泌尿系症状病史，仔细记录发作频率和诊治过程。治疗不彻底和反复发作可能与附属性腺感染有关，并导致精子质量下降。

5.性传播疾病

询问是否有梅毒、淋病、衣原体感染或其他性传播疾病如性病淋巴肉芽肿、支原体或者其他非特异性尿道炎。患者的病史、最近的发病情况、距最后一次发病的时间间隔以及治疗情况都应该详细记录。需要注意的是这些患者感染艾滋病的可能性更高。

衣原体为导致附睾炎的常见病因，对此越来越引起重视。由于实验室检测技术的限制，这些微生物较难发现，所以其报道发病率肯定要低于其实际发病率。

最近研究发现,在不育患者精液中,单纯疱疹病毒和人乳头瘤病毒DNA阳性的检出率较高。人乳头瘤病毒在精液中可能影响精子活力。这些病毒对男性不育的影响,需要进一步研究。

6.附睾炎

许多患者不能区分睾丸炎、附睾炎和慢性附睾炎。临床医生应该区分这两种,一般而言,急性发作伴有全身症状、严重阴囊疼痛多为睾丸炎、附睾炎;而反复局限疼痛(定位明确)或不适(位置可变)多为慢性附睾炎。

7.腮腺炎性睾丸炎

以前一直认为,睾丸炎是由流行性腮腺炎病毒引起,但现已证实睾丸炎也可由其他病毒感染引起,如柯萨病毒、疱疹病毒。流行性腮腺炎引起的睾丸炎对患者生育力恢复的影响多种多样。有些男性患者终生不育,有些患者的精子发生需数年之后才能恢复。

8.睾丸外伤

睾丸外伤引起不育较为罕见。轻微的阴囊外伤很常见,一般不会影响生育力。如外伤伴有组织损伤的表现如阴囊血肿、血精或者血尿,病史应该记录。外伤后睾丸萎缩为引起不育的明显指征。严重外伤,即使单侧,也可能损伤血睾屏障,导致抗精子抗体产生。

9.睾丸扭转

睾丸扭转引起不育较为少见。如果治疗及时(在症状出现的6小时内手术),不会出现生育问题。对侧睾丸也有必要施行固定术。

若青春期前儿童或青少年突发阴囊疼痛、肿胀,应高度怀疑睾丸扭转。

10.精索静脉曲张

采集精索静脉曲张病史需要详细记录治疗过程,包括手术方式或栓塞方法、并发症和治疗时的年龄。手术后有关治疗成功的评估细节也应该记录。如果精索静脉曲张有效治疗(治疗后无静脉血返流)超过两年,以前病史不再作为影响精液质量的因素。

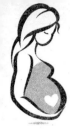

11. 睾丸下降不全

应询问患者双侧睾丸是否总在阴囊内。如果不是,应该记录病史细节,包括治疗时年龄、治疗方法和可能并发症。睾丸可能出现回缩、异位或停止下降等多种情况。

双侧睾丸没有下降至阴囊,如果未经治疗有可能造成不育,而单侧睾丸下降不全即便是加以治疗也通常会降低生育力。2岁前的治疗有时可以减少今后出现生育问题。

睾丸下降不全特别是腹腔内隐睾有恶变风险。即使隐睾经治疗降入阴囊,风险依然存在,而且单侧隐睾症患者的对侧睾丸也有恶变风险,在诊疗过程应该认真加以考虑。

12. 可能影响生育的其他因素

某些环境、职业和生活习惯等因素可能影响精子发生。

工作环境对男性不育的影响,目前了解相对较少。环境温度过高可能会抑制精子发生。一些研究证实,洗澡或长时间驾驶致睾丸暴露于高温环境都可能暂时性抑制精子发生。长时间接触重金属如铅、镉、汞,或其他物质如杀虫剂、除草剂、二硫化碳等也可降低生育力。一些学者认为接触一些环境内分泌干扰物如类雌激素DDT、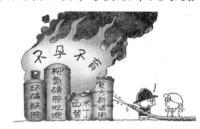多氯联苯、双酚A、烷基苯酚、邻苯二甲酸盐或雄激素拮抗可以导致生殖道畸形、减少精子数量和影响精子发生。

长期酗酒可以影响精子发生,并可通过抑制雄激素的生物合成而降低性功能。如果每天过量饮酒,这些影响非常显著。

最近的文献荟萃分析提示,吸烟与精子质量中度下降、精子DNA氧化损伤增高以及血清激素水平的改变有关联。据报道,过量吸烟可以加重原来的生殖疾病(如精索静脉曲张)或其他环境因素对精子生成的不良影响。此外,吸烟患者精液中的白细胞含量较高,吸烟还可增加尿道炎及男性附属性腺分泌功能损伤的风险。

也有报道吸食大麻可以降低生育力。吸毒者大多有恶病质表现且

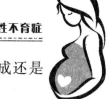

全身状况较差,所以很难确定对生育力的损害是由吸毒本身造成还是全身状况下降所致。

为健美目的而滥用同化类固醇激素也可抑制精子发生。

13.性功能和射精功能

约有 2% 夫妇由于性交障碍或者射精功能障碍造成不育,这类功能障碍可能与一些明显的疾病如截瘫或其他神经系统疾病相关。

询问病史时这类异常并非总是那么显而易见,有时只能在诊疗过程中因男性患者不能或不愿提供精液样本分析,或发现配偶处女膜完整,或者性交后试验见不到精子才得以发现。

如果每月平均阴道性交的频率等于或少于 2 次,应该记录为性生活不足,可视为不育的一个病因学因素。然而,有些夫妇由于了解排卵期而把性交主要集中在易受孕期,由此造成的性交频率降低可视为正常。

为了充分调查不育原因,还应了解患者阴茎是否能充分勃起,性生活时是否能够插入阴道。勃起功能障碍或者阴茎畸形需要进一步检查,以确定其可能病因。

插入阴道内的射精应记录为正常。不射精、早泄(插入前射精)、阴道外射精(如严重尿道下裂所致)、逆行射精应该记录为异常。同勃起功能障碍的患者一样,射精障碍的患者也要进一步检查,寻找可能存在的病因。

心理因素作为不育的主要病因不大常见。然而,长时间的不育检查之后有时可能出现心理问题,并由此导致性功能和射精功能障碍。对不育夫妇进行心理咨询是不育症治疗的重要环节。

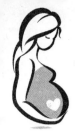

第三节　人类对男性生殖的认识治疗现状

　　人类自有史以来,就以强烈的愿望探索大自然和自身的奥秘,尤其是对性与生殖规律的探求更是孜孜不倦。我国早期的医学著作《素问·上古天真论》,即有"男子二八,肾气盛,天癸至,精气溢泻,阴阳和,故能有子。……七八,天癸竭,精少,肾气衰,形体皆极;八八,则齿落发去"的记载,并明确提出"肾气充盈,天癸成熟,两精结合,构成胎孕"的论断。在当时的条件下,有如此细微的观察和精湛的描述是十分可贵的。在西方,现代胚胎学之父 Aristotle 在其著作中描述了男子生殖器官的解剖与生理,但他错误地认为"男子的精液与女子的月经血混合而成胎儿。"17 世纪中期,英国的 Hooke 发明了显微镜,生物学界从此拥有了探索生物微观世界的强有力的工具。大约在 1674 年,荷兰的 Hamm 与 Leuwenhock 在显微镜下首次观察到了人的精子。但当时认为精子内藏着一个缩小的人体,当精子进入卵子后,此"小人"增大而成为胎儿。精子的发现以及卵泡和卵子的发现为生殖生理学的研究奠定了科学基础,开辟了在生育问题上除愚昧探求真理的道路。1775 年 Spallanganl 对狗人工授精,首次证实了精子是使卵受精的因子,这个实验是男科学的雏形。1848 年德国的 Berthold 成功地将鸡睾丸移植入阉割的雄鸡体内,使其已消失的雄性特征得到恢复。再经历一个世纪以后,Berthold 第一个明确指出,精子是由睾丸产生的,并发现切除睾丸可使雄性特征消失,他第一次注意到睾丸的内分泌功能。

　　男子不育症是临床常见的男科疾病,近 30 到 50 年中人类出现精子质量与数量下降,男子不育症发病率有升高趋势。据 Diczfalusy 等 1996 年报告,全球 6 千万～8 千万对夫妇患不育症。然而,引起男子不育的因素众多、复

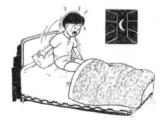

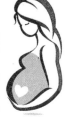

杂,涉及男女生殖以及整体健康状况和环境遗传等多种环节,其中50%以上患者的实际病因不清楚。不育症的治疗长期停留在经验主义阶段。1978年7月25日,世界上第一例试管婴儿的诞生,成为人类生殖医学史上新的里程碑,近年来辅助生殖技术的成就,使男子少、弱精子及无精子症的治疗,进入到一个全新的阶段。

　　男子生殖生理是男子生殖和男子节育的基础,在过去的十几年里,随着人类遗传学和生殖生物学的发展,在男子生殖生理的研究方面也取得了长足进展,特别是在2000年6月,科学家完成人类基因组合全部序列的测定,这标志着男子生殖生理的研究将进入一个新的里程碑。医学家认识到睾丸中产生的精子还需要在附睾中进一步发育成熟才具有受精的能力,精子在附睾期间发生的变化统称附睾精子的成熟变化。附睾精子的成熟概念是20世纪30年代由Beooit(1921)和Young(1931)提出的。直到60年代Bedford(1967)和Qrgebin Crist(1967)根据他们自己的实验再次明确提出附睾精子成熟的理论才得到重视,并在近20年期间附睾和附睾精子成熟的研究才有了较快的发展。1992年在香港召开了第一次关于附睾研究的国际会议"Epididymis and male fertility",1998年在澳大利亚召开了第二次关于附睾研究的国际会议"The epididymis,cellular and molecular asects"。这两次国际会议集中展示了附睾和附睾精子成熟研究的新进展,同时也使人们对附睾的认识更加深入。近年来,十余种附睾基因的表达被证实与附睾精子成熟有关。附睾和附睾精子成熟研究具有重要意义,附睾精子成熟理论的最终完全阐明将会对男子不育症的诊断和治疗、男子避孕、男子抗生育的研究产生深远的影响。

　　另外在附睾特异的程序化表达新基因的研究方面亦取得了新进展。每一段落的附睾上皮细胞表达不同基因产物,即分泌种类不同的蛋白及免疫抑制分子以形成不同腔液组成、一定的离子强度、pH等不断变化着的管腔微环境,与精子相互作用,使精子逐步获得成熟所具备的功能及免疫防御能力,附睾不同部位形成这些程序化微环境差异的机制是一组基因程序性表达产物的协同作用的结果。张记莲院士利用mRNA差异显示分析及差减杂交库分析分别对大鼠和猴附睾不同部

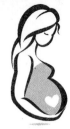

位特异表达的基因作了筛选,已获得一系列特异的新基因的全长。这些结果为这一研究课题奠定了坚实的基础。在 mRNA 水平,利用 Northern 和原位杂交分析研究了它们表达的时空秩序和激素的影响。一些基因的重组蛋白质已在 E.coli 中表达成功并取得了它们相应的多克隆抗体。此外还发现大鼠 Binlb 基因具有抗菌能力。可能与附睾中精子的免疫防御功能有关,且有望发展为治疗感染的天然抗菌肽。

随着人类基因组计划研究的深入,Y 染色体基因组织结构也逐渐得到认识,目前已发现了 376 个 SIS 片段,对于 Y 染色体的基因结构图谱,染色体的核型特点及其功能,在国内外有了初步研究,并建立了 Y 染色体基因库。1991 年,Koopman 应用转基因技术,证明睾丸决定基因(testis determing fector,TDF)位于 Y 染色体的短臂近着丝粒区。1996 年,Vogt 发现精子发生基因主要位于 Y 染色体长臂的 3 个区域,分别称为 AZFa、AZFb 和 AZFc。1999 年 Kent-first 又提出了 AZFd 的概念,认为在该区域内也有精子发生基因的存在。

近年来随着现代医学技术的发展,一些男子不育病因相继探明。如先天性双侧输精管缺如与纤维囊性病有关;基因突变的位点因人种的不同而不同;Y 染色体序列异常可影响 Sertoli 细胞的功能,致精子发生障碍引起生存缺陷;母体内分泌环境与胎儿睾丸正常发育及出生前睾丸下降有关。无精子因子(azoospermia factor,AZF)的发现和人类 Y 染色体基因结构和功能的研究将找到某些男子不育症的根本原因。1993 年发现 AZF 被确认为精子发生所必需。AZF 基因位于染色体(Yq11)上,并在睾丸内特异性表达。AZF 的研究使男子不育症的诊断向前迈进一步,它使一部分原发性无精子症患者的病因得到澄清。据现有对 Y 染色体遗传序列的研究证

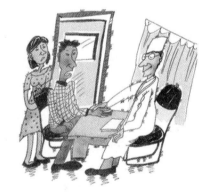

实,Y 染色体上微缺失是引起男子不育的主要原因之一。这些缺失出现在染色体长臂的 Y96(Yq11),23 带上。10%～20%原发性无精子症或严重少精子症的男子可能存在 Y 染色体长臂远端的隐匿性缺失。

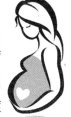

最近发现有1‰~2‰的男子会有双侧输精管缺如(CBAVD)。目前已知95%有肺囊泡纤维症的男子出现输精管缺如,并含有肺囊泡纤维症介导的调节基因(CFTRG)。采用各种微生物技术对生殖管道的细菌、微生物检测,研究证实生殖系感染中的衣原体、解脲支原体感染可导致凋亡增加,影响精子质量并诱导免疫反应产生抗精子抗体。实验动物研究证实睾丸支持细胞的C-fosmRNA表达是经cAMP、Ca^{2+}和蛋白激酶C(RKC)等多种因子调节。对间质细胞研究认为大鼠间质细胞中11β-羟类固醇脱氢酶(11β-HSD)是一个以催化为优势,以NADP(H)为辅酶的1型同工酶,其功能和间质细胞中糖皮质激素代谢有关,亦受其调节,并提出间质细胞还存在一种1型以外的糖皮质激素代谢相关的新同工酶的设想。附睾精子运动能力的获得与发展是附睾成熟的重要标志。我国学者应用多种技术对附睾精子运动的启动、发育及其细胞信使调控进行系统研究,观察到精子在附睾运动中ATP、肉毒碱明显增加,线立体功能渐趋成熟。附睾内精子运动和成熟与其自身能量系统发育、精子细胞信使系统以及Ca^{2+}、K^+、Na^+等相关。我国学者成功地构建了人睾丸cDNA文库,用ASAb从中筛选出8株精子抗原基因克隆 HSG,并对其表达抗原体进行纯化和生物学效用测定,提示HSG2Ab对人精子有明显制动作用。

　　近年来对男子不育的诊断水平显著提高,精子自动分析仪能准确客观地检测精子数量、精子活力及存活率、精子畸形等,酶联免疫吸附试验能检测血清及精液中的抗精子抗体,精浆生化分析可了解精液中果糖、微量元素的情况,精液PCR检查可了解精液中支原体、衣原体及病毒的感染情况,性激素检测能帮助判断原发性性腺功能异常抑或继发性性腺功能异常,精子-宫颈精液穿透试验、仓鼠卵穿透试验、精子顶体反应、精子穿透人卵透明带等方法都能比较全面客观地评价男子生育能力。由于现代医学科学的发展,检测技术的进步,许多特殊检查技术都被应用于男子不育症的诊断。主要的有:内镜检查,有时可作射精管插管造影检查;同位素检查:对隐匿性精索静脉曲张的诊断有一定的价值;多普勒(Doppler)超声检查,阴囊热像仪可用以检测精索静脉曲张症。染色体检查、睾丸活检和睾丸组织病理检查可为男子不育症的

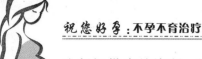

诊断提供直接资料，为治疗措施的选择和预后的评估，提供可靠依据。

随着男子不育症诊断技术的进步，其治疗也从药物治疗转向为以多种途径针对不同病因进行治疗。感染因素所致不育患者经药物治疗其妊娠率可达 20％。免疫不育的治疗采用雄激素抑制精子发生、免疫抑制剂应用、精子洗涤及抗生素、中西医结合治疗等取得较好疗效。各种内分泌导致的不育分别采用 HCG、HMG 及 GnRH 脉冲泵治疗性腺功能低下以及雄激素、溴隐亭联合治疗高泌乳素血症。微量元素复合蛋白锌应用及自身血清精子上浮技术进行人工授精等多有报道。手术治疗同时应用 HCG、克罗米芬、维生素 E 及维生素 C 作为辅助治疗可提高妊娠率。国内学者报道采用人工贮精囊技术治疗先天性输精管缺如者，有一半在囊腔内可取出精子，配合其他助孕方法受孕。附睾输精管吻合妊娠率为11％～30％。

近年来，生殖医学的发展日新月异，不孕与不育的治疗有了新的突破，辅助生殖技术特别是"试管婴儿"技术的发展，使许多男子不育患者获得了生育能力，把男子不育的治疗水平推向了新的高峰。第一代"试管婴儿"对男子重度少精弱精的治疗效果甚微，甚或无能为力。1992年比利时自由大学生殖中心采用单精子卵母细胞质内显微注射授精（ICSI）技术，即第二代"试管婴儿"助孕成功，在男子不育的治疗上取得突破。到目前为止全世界已有 30 多万名 ICSI"试管婴儿"出生。1996年我国诞生了首例应用 ICSI 技术助孕成功的"试管婴儿"。目前我国开展人工辅助生殖项目的医院及妇科中心有 80 多家，可将 3 000 多种人类已知的遗传病挡在生命大门外，而且还能满足高龄妇女生育的需要，同时也大大降低了人们担心非自然怀孕会导致胎儿不正常的心理压力。

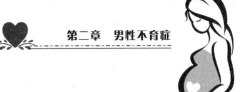

第四节 男性不育症的诊断及治疗

一、男性不育症的诊断

(一)体格检查

对男性的体检应在温暖(＞22 ℃)和私密的房间内进行。一般建议患者在检查过程中不要穿着任何衣物。

1. 一般检查

一般检查的目的旨在发现与生育相关的各种异常体征。

对身高、体重、血压的测量,可以提供全身疾病的相关信息,总体重超标(身体质量指数≥30 kg/m²)常伴睾丸容积减低,提示损伤睾丸精子发生功能。

克氏综合征(Klinefelter syndrome)的患者,常表现为长臂与躯干的长度比例失调。然而没有上述体征,并不能排除疾病的诊断。

雄激素缺乏症表现为第二性征发育不良。体毛分布可以提示雄激素水平,比如阴毛稀疏可能提示雄激素缺乏。这可追溯到在病史采集时询问患者剃须频率,以为佐证。较低的剃须频率可能表明雄激素水平较低,但须考虑患者种族来源。按照 Tanner 青春期发育量表(1962)列出患者第二性征发育的异常情况级别。

2. 乳房检查

应注意是否可触及腺体组织。进行乳房检查时,要求患者双手最好放在脑后,以扩展胸肌。男性乳房发育的程度,可参照 Tanner 分级。轻度男性乳房发育在青春期男孩很常见,其无任何明显激素异常,而且有时乳房发育会持续到青春期过后。男性乳房发育属于克氏综合征的

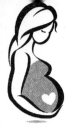

症状之一。此外,接触内源性或外源性雌激素或某些药物如洋地黄和安体舒通等,也可导致男性乳房发育。另外,分泌雌激素的肾上腺肿瘤或睾丸肿瘤也有此作用,但非常罕见。

3.阴茎检查

阴茎触诊检查应注意有否尿道下裂、手术或创伤疤痕、硬化斑块或其他病理改变。当出现包茎现象时,应该翻转检查包皮,确认尿道口位置。尿道下裂、尿道上裂及其他阴茎畸形时,仅在其妨碍性交或者导致精子排在阴道外面时才与不育相关。以前手术产生的阴茎疤痕可能导致尿道狭窄,其本身可导致射精功能障碍。常见主诉阴茎太小无法进行满意性交。但实际上阴茎过小非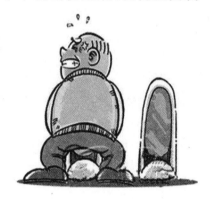常罕见,而且基本与不育无关。检查医师有必要就此对患者加以解释,使其放心。任何尿道溃疡或尿道分泌物都应记录。假如存在,必须进一步检查明确有无性传播疾病。

4.睾丸检查

睾丸检查时患者最好取立位。双侧睾丸应均可触及并位于阴囊底部。若睾丸位置异常则应按照以下方法进行分类。

◇回缩性睾丸

回缩性睾丸必须与睾丸下降不全相区分。睾丸一般位于阴囊内,但随着提睾肌反射,睾丸可以回缩到腹股沟管外环内,这种反射在5、6岁儿童最为明显,但在成年人也可很显著。是否将回缩性睾丸作为引起男性不育的因素至今尚无定论。这种情况一定不要记录为睾丸未降。

◇异位睾丸

当睾丸下降背离正常路径,就视为异位睾丸。最常见的异位地点是腹股沟浅筋膜囊(superficial inguinal pouch),也可以异位于其他位置如股管、耻区甚至是对侧阴囊,但比较罕见。

◆睾丸下降不全

睾丸可停留在正常下降途径中的任何一点,从后腹壁到腹股沟管外环之间均可。睾丸可位于:①阴囊高位,如阴囊颈部;②腹股沟部,位于腹股沟管内;③不可触及。

不能触及的睾丸可能位于腹股沟管内,也可位于腹腔。完全性睾丸缺失非常罕见,可根据人绒毛膜促性腺激素刺激后睾酮水平上升与否来鉴别诊断是睾丸缺失还是腹腔内睾丸。

应取站立位检查睾丸位置和轴线。通常情况下,睾丸及其后中部的附睾位于阴囊内,其长轴与阴囊长轴平行。睾丸可能回缩至腹股沟管,若回缩出现在性交过程中并产生疼痛,有可能带来问题,但不大可能影响到生育。水平位睾丸据认为更可能发生睾丸扭转。如果水平位睾丸患者有间歇性疼痛病史,并且睾丸体积减小或精子密度降低,应考虑行睾丸固定术。

为避免患者发生晕厥,睾丸体积测量时应该让患者采用仰卧位。将覆盖睾丸的阴囊皮肤展平,避开附睾展现睾丸轮廓。比对相应的睾丸测量模型,估算每一侧睾丸体积。另外,超声测量法、睾丸体积测量孔洞和测径器都可用于估测睾丸体积。睾丸大小与种族相关,但更大程度取决于身材。精曲小管占到睾丸体积的绝大部分。双侧睾丸总体积与每次射精精液中的精子总数明显呈正相关。睾丸体积小提示睾丸生精上皮不足。对白种人而言,小于15ml才被认为睾丸体积偏小,而其他人种则不然,所以睾丸体积在不同种族间差异很大。一般而言,睾丸体积小于3ml,多出现于克氏综合征患者。低促性腺激素型性腺功能减退症患者的睾丸体积也较小,但一般在5~12ml。睾丸异常不对称性增大(也称巨睾症,每侧睾丸体积大于35ml)偶见于正常人,或为脆性X染色体综合征的典型表现。当发现睾丸体积增大时,必须利用声像图(超声检查)来检查阴囊内容物以排除肿瘤。睾丸鞘膜积液时,会导致错误评估睾丸体积。

检查睾丸质地时,按压手法要轻柔,正常睾丸质地富有弹性。睾丸质地异常提示睾丸精子发生功能受损。偶尔,患者睾丸体积正常或偏

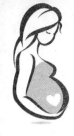
大，但质地坚硬提示可能存在肿瘤。克氏综合征患者睾丸体积小并且质地坚硬。而低促性腺激素型性腺功能减退症患者睾丸体积小且质地软。

5.附睾检查

正常附睾可勉强触及，其轮廓规则，质地柔软。轻轻触诊检查不会导致疼痛，如果触到痛性结节，则提示有附睾炎症或精子肉芽肿。附睾头部的痛性结节提示感染沙眼衣原体。附睾尾部疼痛肿胀和/或有结节，可能提示有淋球菌感染，或常见尿道细菌感染，如大肠杆菌、变形杆菌或克雷白杆菌引起的感染和炎症。输精管结扎术后形成的精子肉芽肿也常发生在附睾尾部。附睾囊性变是否与梗阻有关还不得而知。在梗阻性无精子症时，附睾可发生膨大。

在附睾触诊时要注意以下几点。

(1)附睾是否可被触及？

(2)与睾丸的解剖位置关系是否正常，即附睾是否贴近睾丸，位于其上方，后方，还是下方？解剖学上的变异可能存在，如附睾可以位于睾丸前方(在外科手术如睾丸活检时有可能受到损伤)。

(3)是否有囊肿、硬化、结节或其他异常？如果有，是位于附睾的头部、体部还是尾部？

(4)轻柔的触诊是否会导致疼痛？

6.输精管检查

正常情况双侧输精管均可触及，触诊感觉细长而坚硬，在两指间呈条索状。有时双侧输精管缺如会被漏诊，所以对无精子症患者尤其是睾丸体积正常但精液量少且 pH 值呈酸性的患者有必要复检。先天性输精管发育异常，无论是完全性还是非完全性，都与囊性纤维化跨膜转导调节基因的纯合子或杂合子缺陷有关，且可能伴有轻度或中度囊性纤维化的临床特征。单侧的输精管缺如更加罕见，而且有可能伴有同侧肾脏缺如。精液量少并且呈酸性的无精子症患者，即使可以触摸到输精管，也应进行 CF 基因筛查，因为输精管缺失有时只发生在腹腔段。

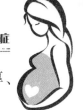

如果可触及输精管,那么应该记录输精管是否正常,是否有增厚、结节或者触痛,因后者可能提示炎症。

7. 阴囊肿块

触诊无法确诊时最好进行超声检查。伴有鞘膜积液的先天性疝有可能与睾丸下降不全相关联,因而影响到生育力。大量鞘膜积液可能会影响生育力,但该观点尚存争议。必须注意,睾丸鞘膜积液有时是由睾丸肿瘤所致。

8. 精索静脉曲张

检查室温度应在 20~22 ℃ 之间。检查前,患者应脱去衣物站立 5 min。如果室温较低,阴囊会收缩,造成触诊困难。在触诊和检查阴囊的过程中,患者应该一直站立。精索静脉曲张可分为以下几种。

(1) Ⅲ度,阴囊皮肤表面可看到扩张的精索静脉丛,并且很容易被触及。

(2) Ⅱ度,阴囊内静脉丛扩张可被触及,但不能观察到。

(3) Ⅰ度,除非患者进行 ValsalVa Manoeuvre 试验(咽鼓管捏鼻鼓气试验),否则不能观察到或触及扩张静脉。

(4) 亚临床型,没有临床精索静脉曲张表现,但在阴囊温度红外热像仪和多普勒超声检查时可发现精索静脉异常。Ⅰ度和亚临床型精索静脉曲张需要借助其他辅助检查来确诊。

9. 腹股沟区检查

对该区域检查,应特别注意疤痕,因为疤痕可能提示患者做过睾丸下降不全的纠正手术或者做过可能损伤输精管的疝气修补术。

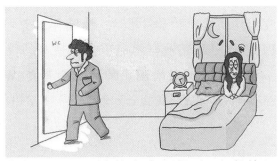

由于阴毛的覆盖,疤痕可能较难发现。此区域的疤痕还提示,患者曾经或目前感染结核或者性病淋巴肉芽肿。腹股沟区病理性的淋巴结肿大及腹股沟疝都应记录。

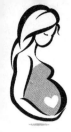

10.前列腺和精囊检查

如果患者没有附属性腺病史、体征及相关的尿液或精液指标变化，可以省略这步检查。

前列腺直肠指诊时，患者应采用膝胸位。直肠指诊的顺序应该由前列腺底部向尾部，从两侧向中央。正常前列腺质地柔软、形状规则，轻度按压无疼痛，中央沟容易辨认。有触痛的软性肿胀提示炎症，其疼痛常表现为沿阴茎尿道放射的烧灼感，需要与患者常描述的轻度不适相区分。石样坚硬的前列腺可能提示恶性肿瘤，但在男性不育就诊者中非常少见。

精囊一般不易触及。如果可触及并压痛，通常表示有炎症发生。通常精囊炎与前列腺炎相伴出现。某些梗阻性无精子症患者有精囊囊性变，而另一些患者先天性输精管发育不良与精囊发育不良并存。超声尤其是经直肠超声是检查前列腺和精囊异常的最佳方法。

（二）实验室检查

1.精液分析

在对不育夫妇进行诊断时，首先必须进行至少一次精液分析，即使性交后试验正常也应如此。精液分析包括分析精子和精浆的特征与参数。所使用的方法和标准应根据《WHO 人类精液及精子-宫颈黏液相互作用实验室检验手册》。精液样本有可能传播 HIV 及其他传染病，因此，在处理精液样本时应采取适当的保护措施。

精液检测正常标准参考值（WHO 第五版标准）

颜色：乳白、灰白、浅黄。

量≥1.5 ml。

pH≥7.2。

液化<60 分钟（一般<30 分钟）。

精子浓度≥$15×10^6$。

精子总数≥$40×10^6$。

精子存活率≥58%（伊红染色法）。

向前运动(PR)的精子比例≥32％。

白细胞数＜$1×10^{6}$/ml。

MAR＜50％。

精子正常形态≥4％。

少精子症:精子浓度小于参考值。

弱精子症:精子活力低于参考值。

畸形精子症:具有正常形态的精子少于参考值。

少弱畸精子症:表示三个变量均出现异常,两种变量异常时可合用两个前缀。

隐匿精子症:在新鲜样本中观察不到精子,但离心后在沉淀中可发现少量精子。

无精子症:在射出的精液中找不到精子(需经过离心确认)。

无精液症:没有精液射出。

应当尽量避免精液样本采集错误(如丢失部分样品、使用含杀精子剂的避孕套取精)、运输错误(如将样品暴露于极端温度下,或在射精后超过2h才进行精液分析),以及避免样品被尿液、水、肥皂等污染,否则将影响精液分析结果。

如第一次精液分析结果正常,通常无需进行第二次分析。精液分析结果必须与临床检查相印证。对于已确诊的无精子症或双侧输精管缺如患者,亦无需重复精液分析。在任何其他情况下若发现精液异常,都必须重复分析。如再次精液分析结果与第一次相差显著,则需在治疗之前,间隔一段时间后进行第三次精液分析。

2.血液及血清检测

血液筛查分析有助于发现某些可能对生育造成影响的全身疾病。这些检测包括:血红蛋白浓度、红细胞计数、白细胞计数、红细胞沉降率、肾功能、肝功能、血清离子浓度等。具体采用哪些检查应根据体检结果、病史及所在地域而定。特异抗沙眼衣原体抗体检查,不能作为是否患有急性衣原体感染的诊断标准。

根据HIV在普通人群中的流行情况、患者的病史及体检结果,可将特异的HIV抗体检测作为可选或必选项目。在检测HIV时需与患

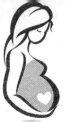

者协商并取得知情同意。

许多实验常被用于检测血清中的抗精子抗体及滴度,但其指征及结果解释多有争议。在这些检查中,采用包被乳胶颗粒或免疫磁珠的间接混合抗球蛋白反应法或间接免疫珠试验最为适合。

3. 尿液检测

进行常规尿液分析非常有助于规范临床诊疗。

为诊断是否存在沙眼衣原体感染,收集初段尿(first voided ufine,FVU)样本是一个重要的可选择方法,可以替代那些无症状患者常不接受的尿道拭子采样。可通过 DNA 扩增如聚合酶链反应(PCR)或连接酶链反应(ICR)来检测尿液样本是否有衣原体。这类方法的检出率更高。酶联免疫法(ELISA)衣原体抗原诊断试剂盒也可用于 FVU 样品检测,但敏感性低于 PCR 或 ICR,且阳性结果需要用 DNA 扩增法验证。

4. 性高潮后尿液

对于无精液症或射精量过少的患者,首先应考虑是否存在逆行射精或部分逆行射精的可能性。要求患者通过性交或手淫达到高潮后排尿,若尿液混浊,存在大量精子,且数量与精液中精子数量相当或甚至高于后者,则强烈支持逆行射精的诊断。

5. 前列腺按摩后收集尿液

分段收集尿液,包括初始尿液、中段尿液及按摩后尿液有助于附属性腺感染的诊断及定位。

6. 前列腺按摩液

尽管前列腺按摩液检查是常规检查,但在此并不推荐,因为该检查会引起患者的不适感,且诊断标准很难定义。

7. 激素检测

激素检测对分类诊断而言没有太多必要,仅在某些特别需要时进行。近来对男性不育的研究显示,对精子浓度少于 $10 \times 10^6/\mathrm{ml}$ 的不育症患者进行血清睾酮及促卵泡生成素(FSH)筛查往往往能发现有临床意义的内分泌异常。必须使用标准化的技术并根据实验室测定的正常值范围加以解释,此值是通过测定已证实有生育力的正常男性激素后获得的。

检测血清中 FSH,来鉴别高促性腺激素、正常促性腺激素和低促性腺激素型性腺功能减退症。在无精子症患者中,若不存在已知的可能损伤,精子发生的因素,正常血清 FSH 水平提示精子运输过程可能存在梗阻,但由此并不能排除精子发生过程中的成熟停滞。

如果 FSH 水平升高,提示精子发生过程存在严重缺陷,如唯支持细胞综合征(生精细胞发育不良)或生精过程停滞在某一早期阶段,例如仅有精原细胞及初级精母细胞存在。在这些精子发生停滞的患者中,有的人只是部分精曲小管生精停滞,而其他精曲小管完全正常。睾丸体积减小及具有雄激素缺乏症的患者,血清高 FSH 水平提示原发睾丸功能障碍,精子发生功能及间质细胞功能均损伤。若患者血清 FSH 水平没升高,则提示性腺功能低下是由于下丘脑-垂体功能损伤或存在垂体瘤。

对于诊断分类目的而言,对已明确不育原因和精液中存在精子的患者,没有必要去测定患者血清 FSH。然而,测定 FSH 可以提供诊断信息。例如,患有精索静脉曲张且血清 FSH 水平很高的少精子症患者,在进行精索静脉修复手术之后,几乎没有恢复正常生育力的可能性。一般来

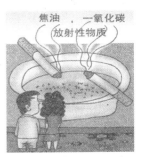

说,对于那些精子浓度大于 $5×10^6/ml$,且睾丸体积正常的患者而言,评价血清 FSH 没有太大价值。

血清中抑制素 B 是精子发生的很好的标志物,对于评估精子发生,检测抑制素 B 比检测 FSH 水平更可靠。同时检测抑制素 B 及 FSH 水平,是评估精子发生的最好方法,有助于鉴别睾丸和非睾丸原因导致的精子密度异常。

血清黄体生成素(LH)不作为男性不育的常规检测项目。基础血浆睾酮浓度下降同时伴有血清 FSH 水平正常或下降者,可诊断为低促性腺激素型性腺功能减退症。在原发性睾丸功能异常引起的雄激素缺乏症的患者中,血清 FSH 水平将会增高。一些作者建议,LH/T 比值

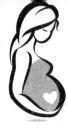

高提示间质细胞抵抗,且预示生育力预后不良。但上述观点仍需进一步证实。睾酮水平降低而 LH 水平没有升高,提示下丘脑-垂体功能受到外源性具有激素活性物质的抑制,例如同化类固醇及类雌激素。

对临床表现为雄激素缺乏症,而 FSH 水平没升高的患者,应检测血浆睾酮浓度。在这种情况下,睾酮浓度降低提示低促性腺激素型性腺功能减退症,可源于垂体,或者源于下丘脑病变。对于 FSH 水平升高的雄激素缺乏症患者,睾酮水平的检测有助于确定是否进行雄激素补充治疗,但没有必要进行诊断分类。睾酮检测也适用于有性功能障碍的患者,因为这可能与雄激素分泌降低有关。

性功能障碍,包括性欲降低、勃起功能障碍以及雄激素缺乏症、睾酮水平降低等。FSH 水平未有升高的患者都需要检测泌乳素水平。在所有高泌乳素患者中,复查是必需的。应激反应如静脉穿刺等微小刺激,都可导致一过性血清泌乳素水平增高。

若泌乳素水平持续增高,则考虑患者是否摄入安定、舒必利及其他可能增加泌乳素水平的药物。同样,也应检测甲状腺功能,因为高泌乳素可能与甲状腺功能减退有关。在其他无法解释的泌乳素水平持续增高的病例中,可用下

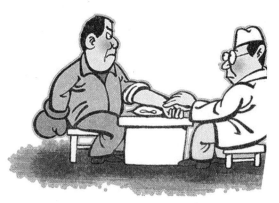

丘脑-垂体区的影像学检测是否可能存在肿瘤。它可能是泌乳素瘤或下丘脑区域的肿瘤,如泌乳素瘤,或压迫垂体柄的肿瘤,其伴有低促性腺激素型性腺功能减退症。

8.其他的类固醇及激素类

检测肾上腺或睾丸来源的雄激素前体或代谢产物,如 5α-双氢睾酮、5α-雄烷二醇或雌二醇对诊断分类并不必要。有些实验室因为科研需要而做这些检测,但其临床价值仍值得讨论。

对肾上腺肿瘤或睾丸肿瘤引起的男性乳房发育患者,检测雌二醇具有意义。对于那些被怀疑患有甲状腺功能紊乱的患者,应检测促甲

状腺素水平。

9.染色体及遗传学分析

对于所有精子密度低于 $5\times10^6\sim10\times10^6/ml$ 的不育男子,均需要进行性染色体及常染色体数目和结构异常的筛查分析。

对于精子质量差且 Y 染色体微缺失患者而言,是否施行 ICSI 值得质疑。因为这可能使这种微缺失遗传至其男性子代。对单侧或双侧输精管缺如或异常,可通过直肠超声检测发现输精管或精囊异常,精囊异常者可表现为射精量显著减少。

(三)其他辅助检查

1.阴囊红外温度热影像

为了分别检测及确定亚临床型或Ⅰ度精索静脉曲张的存在,对精液分析异常患者,以及泌尿生殖系统检查未见异常,或者睾丸体积非对称性减小,或者是患有Ⅰ度精索静脉曲张的患者,都应进行阴囊红外温度热影像检测。在室温不低于 22 ℃的环境下,患者需脱去衣物站立,以便使阴囊皮肤温度达到平衡。患者站立位,检查者用双手将患者睾丸托向前方,用一条含有热敏性液态晶体的柔软束带固定阴囊。这种液态晶体可随其下方所接触的皮肤温度变化而发生颜色改变。如果有条件也可使用遥控测温仪。

正常男性阴囊皮肤温度通常不超过 33 ℃。在阴囊蔓状静脉丛发生倒流时,覆盖在静脉丛上的皮肤温度升高,这种变化将通过液态晶体的颜色改变反映出来,提示温度超过 33 ℃。必须注意任何明确的对称或不对称的温度增加,应进一步检查是否存在亚临床型精索静脉曲张。在某些情况下,因为阴囊皮肤疾病或者是皮下组织的炎症反应,尤其是附睾炎可能出现假阳性结果。如果检测发现阴囊皮肤温度正常,存在精索静脉曲张的可能性较小。

2.多普勒超声检查

多普勒超声检查也可作为诊断精索静脉曲张的选择方法之一,特别是用于温度热影像测定结果可疑的患者。患者采用仰卧位。睾丸动

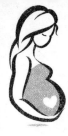

脉位于精索内。作 ValsalVa Manoeuvre 试验时要预先告知患者用手掌封住张开的嘴并吹气,不能让一丝气体漏出。正常人 Valsalva ManoeLvre 试验时睾丸动脉的搏动会减弱,但不会出现返流现象,试验结束后静脉丛血流会增加。典型精索静脉曲张,Valsalva ManoetJvre 试验时精索静脉就会出现静脉血返流,而在试验结束后可以记录到强烈的静脉血流。

多普勒超声检查需要患者的适当配合和检查者的丰富经验,假阳性的结果常常由于错误判断所致,例如提睾肌收缩-松弛,而假阴性的结果经验经常是由于 Valsalva Manoeuvre 试验时胸腔内压力增加不足所致。

3.双功能多普勒超声检查

在具有双功能或彩色多普勒仪器的临床中心,医生可以使用这种检查方法。一些作者认为此技术是诊断蔓状静脉丛静脉返流的金标准。然而,正确使用解释这种检查,需要患者的适当配合以及检查者具有丰富的临床经验和技巧。对双功能多普勒超声检查与精索静脉逆行造影技术比较研究表明,双功能多普勒超声检查是一项针对诊断精索静脉曲张有用的工具。

(四)其他影像技术

1.超声检查(声像图检查)

超声检查阴囊、睾丸、附睾很有价值,但是需要合适的探头(至少7.5MHz,最好10MHz),并且取决于检查者技巧。超声检查还适用于疑似为睾丸肿瘤的患者。在疑为输精管道发育不全或者男性附属性腺感染/炎症等情况下,建议对附属性腺、前列腺及精囊进行超声检查。

2.下丘脑-垂体区域的影像学检查

高泌乳素血症或促性腺激素分泌不足的患者,需要对下丘脑-垂体区进行影像学检查和对视区进行评估。这些患者还需要进一步的检查,例如 GnRH 测定和其他的下丘脑-垂体功能检查。

3.睾丸活检

只有对原因不明的无精子症患者,且其具有正常睾丸体积,血清

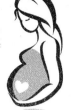

FSH 水平处于正常范围时,才可以实施睾丸活检以进行分类诊断。

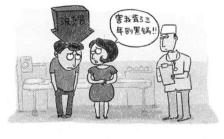

为了进行诊断分类,睾丸组织学分类如下:①在精曲小管(或部分)内可见到精子;②在大部分(或部分)精曲小管内可见各级生精细胞。③精子缺如:由于生精阻滞,在所有精曲小管中均未见到完整的精子发生过程,也被称之为成熟阻滞,可发生于精子细胞、精母细胞,或精原细胞水平。

一些血清 FSH 增高的患者,当组织病理学检查显示有唯支持细胞综合征(也被称为生精细胞发育不良)或生精小管透明样变时,有些患者睾丸的某些孤立的精曲小管中,仍有可能存在精子发生,因此辅助生殖技术对于这些患者不是完全不可能的。对于睾丸体积小、质地软,或者有其他低促性腺激素型性腺功能减退症表现的患者,不会发现不成熟的睾丸组织学,无须为明确诊断分类而进行睾丸活检。

二、男性不育症的治疗

男性不育的治疗与其他疾病治疗一样,要取得好的疗效必须找到不育的原因对症下药,但对男性不育的确切病因在很多患者身上还不能确定。

(一)特异性治疗

当病因诊断明显时,可采用特异性治疗,其治疗结果也较满意。

(1)低促性腺激素型不育:可采用促性激素刺激精子发生。人绒毛膜促性腺缴素(HCG)有与 LH 同样的作用,1 000~2 000IU 肌注,每周2~3 次可出现睾丸体积增大,T 升高,每月应行精液常规检查一次,对单独 LH 缺乏者,可刺激睾丸精子发生,如 8~12 月仍无精子发生可加用人绝经后促性腺激素(HMG),HMG 具有与 FSH 同样的作用,HMG 75 IU 肌注,每周 3 次,使用 3 个月时间;有专家主张同时使用

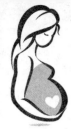

HCG 和 HMG 治疗。GnRH 200 IU 肌注，可使血清 FSH、LH 升高，生精功能恢复，对 kallman 氏综合征有效，疗程 6～12 个月。

（2）泌乳激素（PRL）增高：可使用溴隐停，口服，1.25 mg 每日一次，共服三天，无不良反应，改为每日 2～3 次。

（3）逆行射精：使用拟交感神经制剂——肾上腺能受体药物，如盐酸去甲麻黄素 50mg，性交前 1～2 小时口服，可诱导顺利射精，或口服碳酸氢钠碱化尿液后射精，排尿收集精子，行人工授精。

（二）半特异性治疗

（1）附属性腺感染的治疗：明确致病微生物，有针对性使用提高抗生素疗效，可提高不育者的生育能力。

（2）抗精子抗体的治疗：可使用睾酮、抗生素、类固醇激素及免疫抑制剂等方法。

（三）非特异性治疗（经验性治疗）

（1）雄激素：大剂量雄激素的摄入可通过抑制垂体促性腺激素的分泌影响精子发生直至无精，停药后原被抑制而贮存的 GnRH 释放，使精子的发生及活力反跳性升高超过用药前，常用药有庚酸睾酮 200～250 mg 肌注每周二次，直至

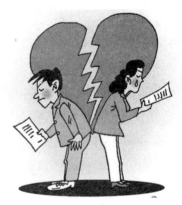

无精，停药后 3～4 个月内精子增高，而持续 2～6 个月，或用丙酸睾酮每天 20～50 mg，用 70 天停药。其副作用：前列腺增生。持续勃起，乳房增生，肝功能受损等。

（2）克罗米芬：使 LH、FSH 增加，25～50 mg，每日一次，连用 25 天，停药 5 天。

（3）胰激肽释放酶：可参与精子生成、排出的过程，刺激精子活动，用于治疗特发性少精症，600 IU 口服，每日三次或肌注每次 40 IU，每周 2 次，3 个月为一疗程。

（4）中医治疗：中医认为男性不育为肾亏精虚所致，治疗以补肾填

精为主。

（四）手术治疗

(1)精索静脉曲张:行精索静脉高位结扎术。

(2)输精管梗阻:输精管吻合,输精管附睾吻合术。

(3)经尿道射精管切开术。

(4)尿道下裂,隐睾等手术治疗。

(5)ED手术治疗。

（五）辅助生殖技术（ART）

近年来,辅助生殖技术的应用和发展为男性不育的治疗开辟了新的途径。辅助生殖技术包括人工授精（AI）、体外授精—胚胎移植（IVF-ET）、卵子泡浆内单精子注射（ICSI）。人工授精是通过非性交方式将精子注入女性生殖道内,用丈夫的精液称为夫精人工授精（AIH）,用供精者精液称为供精人工授精（AID）。

(1)夫精人工授精（AIH）适应证:①男性少精、弱精、精子液化异常。②性功能障碍、生殖器畸形等导致精液不能进入阴道。③免疫不育:精液中含有抗精子抗体,用洗涤方法去除免疫因素后行人工授精。④精子在女性生殖道内运行障碍。⑤原因不明的不育。⑥男性生殖保险:如在睾丸肿瘤切除前收集精液冷冻保存以备将来行人工授精。

(2)体外授精—胚胎移植（IVF-ET）适应证:①男性少精、弱精。②原因不明的不育。③免疫不育。④多次人工授精失败。

(3)卵子泡浆内单精子注射（ICSI适应证）:①严重的少、弱、畸形精子症,没有足够数量的向前活动精子行IVF-ET。②梗阻性无精子症无法再通。③免疫不育。④行体外授精—胚胎移植（IVF-ET）失败。⑤生精功能障碍（排除遗传疾病所致）。⑥精子顶体异常。

(4)供精人工授精（AID）适应证:①男方或其家族有不宜生育的严重遗传性疾病。②不可逆性不育。③夫妇间ABO血型或RH因子不合引起无存活儿。④男方绝育后不能恢复。

（何联）

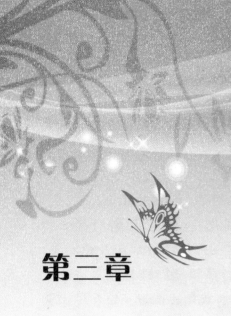

第三章

不明原因性不孕

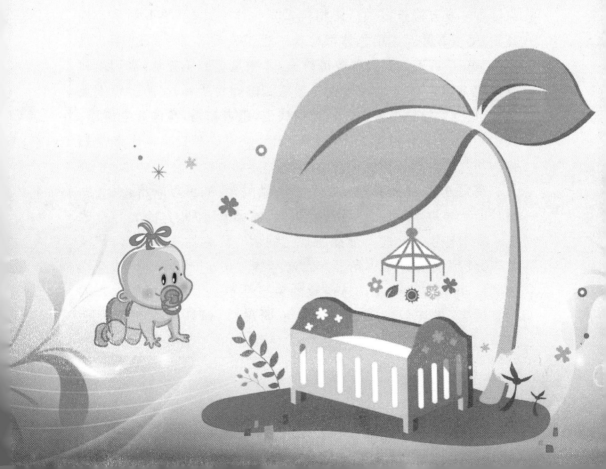

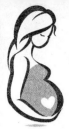

　　典型病例：李女士今年 32 岁,因结婚 6 年多一直没有怀孕,与丈夫一起到处求医问诊,奔波于全国各大医院,化验检查做了一大堆也没查出具体原因,中西药偏方吃了不少,但肚子就是没有一点动静,这可急坏了双方的父母。为治病先后花了大几万,还欠了外债,为此夫妻俩经常吵架,互相抱怨指责,婚姻也出现了危机。2013 年 9 月,李女士经病友介绍来到我院就诊。患者身高大约1.62 米,体型较匀称,但满脸憔悴。翻阅厚厚一叠病历及化验单,我们发现,患者在当地医院多次行妇科体检及妇科 B 超检查未发现异常。多张基础体温检测表也显示为双相式体温。曾在湖南某三甲医院生殖中心行卵泡监测 3 个周期均有优势卵泡发育并排卵。月经第 3 天内分泌激素全套检查结果无异常。2008 年行输卵管碘油造影(HSG)结果提示:子宫形态正常,双侧输卵管通畅。2010 年 12 月复查 HSG 提示双侧输卵管通畅良好。男方多次精液常规检查结果均正常,精液抗精子抗体阴性,精浆生化检查指标也没问题。女方检查宫颈分泌物抗精子抗体阴性,不孕不育全套检查正常,双方甚至连染色体都检查了也没发现异常。2013 年 2 月在当地三甲医院妇科行腹腔镜检查,术中见盆腔无异常,双侧输卵管外观无异常,术中通液检查提示双侧输卵管通畅,宫腔镜检查无异常,诊刮病检结果正常。经询问病史,患者初婚,身体一直健康,很少生病,从未怀过孕,月经规则,无痛经史。在我院再次接受妇科体检及妇科 B 超检查子宫附件无异常。

　　病案分析:根据病史及相关检查结果,我们可以看出:患者卵巢功能无异常,卵泡发育及排卵正常,输卵管通畅,盆腔无异常改变。基本排除了女性不孕症的常见病因。男方性功能正常,精液常规分析无异常。可排除男方因素不孕。双方抗精子抗体检查均为阴性,可排除抗精子抗体所致的免疫性不孕因素。根据现有的检查结果,患者目前不孕原因仍不明确,可诊断为不明原因性不孕。

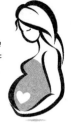

第一节　不明原因性不孕症的定义

不明原因性不孕（Unexplained infertility，UI）是指夫妇有正常性生活，女方有排卵，经妇科检查及常规的不孕症检查（排卵及黄体功能检查，输卵管检查）未发现异常，男方精液及其他检查亦均正常，但两年以上未怀孕者。也就是说双方均未查出与不孕有关的原因，即可诊断为不明原因性不孕症。由于研究人群、不孕年限、诊断方法等的差别，各文献报道 UI 发病率差异较大，在不孕的病因分类中占 10%～20%。平均约 15% 的不孕夫妇属于此类。

第二节　不明原因性不孕症的原因

一般认为不明原因不孕可能存在两大原因：①夫妇双方并无明显的器质性疾病，只是生育能力较为低下，在完全不治疗的情况下仍有可能自然妊娠。②夫妇双方或一方确实存在一些问题，如卵泡发育不良或卵子质量差，轻微的黄体功能不足，不良的宫颈分泌物影响，输卵管捕捉及运送卵母细胞异常，子宫内膜对早期胚胎的接受性较差，难于发现的精子功能障碍或受精障碍，胚胎发育异常，存在抗透明带抗体，腹膜巨噬细胞功能异常及腹腔液中抗氧化功能受损等免疫因素等，但常规的不孕检查并不能检出。

生殖学家为寻找这些不明的原因，在有关子宫内膜血管变化、复杂的内膜生化改变与着床之间的关系及免疫功能等方面做了大量的研究。目前研究发现在胚胎围着床期，不明原因不孕症患者子宫内膜分泌的与胚胎着床相关的细胞因子如血管内皮生长因子（VEGF）、胰岛

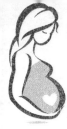

素样生长因子-II(IGF-II)、白血病抑制因子(LIF)的表达低下，提示这些因子可能与不明原因不孕症的发病有关。而不明原因不孕患者的围着床期子宫内膜存在 E-钙黏素表达缺陷，粘蛋白 1(MUC1)表达异常及 MMP-9、TIMP-1 的低水平表达，可能会引起子宫内膜容受性的降低，使胚胎着床失败，从而导致不孕。

第三节　不明原因不孕症的诊断标

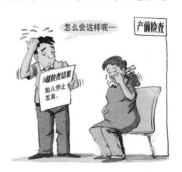

虽然目前对不明原因不孕症的诊断方面仍存在着争议，但绝大多数生殖医学专家认为，在诊断不明原因不孕症前，需尽可能排除导致不孕的原因。通常诊断标准为：①妇科检查及 B 型超声检查未发现生殖器官解剖学异常；②月经第 3 天内分泌激素(FSH、LH、E2、T、PRL)检查基本正常，阴道 B 超监测两个周期均证实有优势卵泡发育至成熟，并发生排卵；③近期(半年内)输卵管碘油造影证实子宫正常及双侧输卵管通畅；④男方生殖器检查无畸形，性功能正常，精液常规检查两次分析结果均提示各项指标满足 WHO 的正常标准；⑤临床无子宫内膜异位症的体征，盆腔检查或腹腔镜检查基排除子宫内膜异位症。⑥血、宫颈分泌物抗精子抗体检查阴性。

第四节　不明原因不孕症的相关检查

为明确诊断，排除其他不孕的原因后，不明原因不孕症患者还需要进行下列检查。

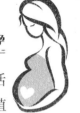

（1）全面采集病史：了解患者的月经情况，性生活质量及频率，生活习惯，既往病史等，通过询问可发现精神、心理因素对内分泌功能、生殖细胞的影响，通过必要的进一步检测，可找到多数"不明原因不孕症"的相关病因，然后根据病因做治疗，才能提高妊娠率。

（2）仔细的妇科检查和 B 超检查：可发现被忽视的子宫发育不良。

（3）阴道 B 超监测：在排卵期间行阴道 B 超动态监测卵泡发育情况，可知道是否有排卵或是否有排卵假象，并可了解子宫内膜厚度和卵泡发育是否同步。

（4）宫颈黏液性状的检查：一般在排卵期可观察到宫颈黏液的改变，并可取宫颈黏液做镜检，看羊齿状结晶，了解黏液是否利于精子穿透，进入宫颈；还可做精子穿透试验。

（5）测基础体温：从基础体温表曲线可反应卵巢黄体功能是否健全。

（6）免疫学检查：采用血、精液、宫颈黏液可检测抗精子抗体、抗卵透明带抗体以及抗子宫内膜抗体、抗卵巢抗体等所致的免疫性不孕症。对抗精子抗体免疫还可做精子凝集试验、精子制动试验和性交试验做出诊断。

（7）腹腔镜检查：可对轻度盆腔子宫内膜异位症做出诊断，并同时可进行治疗。

（8）宫腔镜检查：对既往有宫腔操作史或 B 超检查宫腔内回声异常者，可行宫腔镜检查，对宫腔内病变做出诊断，并同时可进行治疗。

第五节　不明原因不孕症的治疗

不明原因不孕是一组在定义和诊断上争议较大的临床问题，关于不明原因不孕的治疗目前仍存有争议。

1. 期待疗法

对于年龄较轻、不孕时间较短的不孕症患者，可考虑期待疗法。指

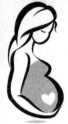

导排卵期同房，控制性生活频率，能获得一定的妊娠率。

2.中药治疗

传统中医中药治疗可改善卵巢功能，促进卵泡及子宫内膜发育，有助于胚胎着床。有研究认为中药抑抗汤对不明原因不孕患者有一定的治疗效果。

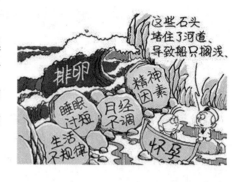

3.促排卵药物治疗

对于卵泡发育不良的患者，可考虑适当给予促排卵药物治疗，可以缩短该类患者的妊娠期待时间，提高成功率。

(1)常见的促排卵药物有：氯米芬，来曲唑，促性腺激素(Gn)。

1)氯米芬：又称克罗米芬(CC)，于1956年首次人工合成，1960年开始在临床应用，由于其价格低廉，使用方便、安全、有效，仍然是迄今应用最广泛的促排卵药物。它是第一个人工合成的非类固醇制剂，其化学结构与己烯雌酚相似，具有雌激素和抗雌激素作用。通过竞争性结合下丘脑内的雌激素受体，从而解除雌激素的负反馈抑制；使促性腺激素释放激素(GnRH)直接作用垂体，刺激垂体 Gn 分泌，并增加卵巢对 Gn 的敏感性。使 FSH 上升，刺激卵巢卵泡的发育及成熟。一般于月经周期或撤退性出血第 3～5 天开始应用，首次剂量 50mg/d，共 5 天。若无效时，按每次 50mg 方式增加剂量，每天最大剂量不宜超过 250mg。当优势卵泡直径达 17～18mm，可肌肉注射 HCG 5000～10000IU，以促进卵泡最后成熟及排卵并维持黄体功能。其排卵率达 80%，妊娠率达 40%，流产率为 10.1%～25.3%。用药过程中约有 10% 患者可能出现头痛、头昏、燥热及潮红、腹部不适、恶心等不适。

2)来曲唑(LE)：是一种芳香化酶抑制剂。它通过阻断雄激素转化为雌激素从而抑制雌激素的生物合成，解除雌激素对下丘脑的负反馈抑制。每天 2.5～5mg 的有效剂量几乎无不良反应。因无直接雌激素和抗雌激素作用，所以对子宫内膜及宫颈黏液无抑制作用。排卵率达

75％,妊娠率达 25％。多胎妊娠率及流产率均低于克罗米芬,而且卵巢过度刺激的发生率较低,因此有望替代氯米芬成为一线治疗药物。

3)促性腺激素(Gn):包括人绝经期尿促性腺激素(HMG),促卵泡生成素(FSH),人绒毛膜促性腺激素(HCG)。适用于下丘脑垂体功能低下或氯米芬治疗无效者,可根据具体情况单用或联合应用不同的 Gn 制剂。

(2)常见的促排卵方案如下。

1)氯米芬/来曲唑:排卵率 70％～80％。适用于体内有一定的内源性雌激素水平的无排卵患者。

2)促性腺激素(FSH,HMG):排卵率 90％。适用于低促性腺激素性闭经或使用克罗米芬诱导排卵失败者。

3)CC＋HCG:使用经济,方便,能减少卵泡黄素化未破裂综合征的发生率。

4)HMG＋HCG:促排卵效果好,但卵巢过度刺激综合征及流产率较高。

5)CC＋HMG＋HCG:可改善克罗米芬对宫颈黏液及子宫内膜厚度的影响,减少 HMG 的用量及卵巢过度刺激综合征的发生。

4.辅助生殖技术治疗

(1)宫腔内人工授精(IUI):虽然期待疗法也能获得一定的成功率,但大多数的研究认为使用宫腔内人工授精、促排卵等技术可以缩短该类患者的妊娠期待时间,提高成功率,二者联用效果更为明显。因此,对这类患者的首选治疗是诱导排卵加宫腔内人工授精,一般认为 3～4 次治疗周期就能纠正一部分患者的轻微病因。具体方法参见辅助生殖技术有关章节。

(2)体外受精-胚胎移植(IVF-ET):如果行宫腔内人工授精治疗 3～4 个周期仍然未能受孕,则应考虑 IVF-ET 治疗。IVF 技术不仅可以提高不明原因不孕患者的妊娠率,还有助于发现该患者不孕的真正原因。IVF 在作为治疗手段的同时,对某些病人而言也有诊断的意义,IVF 过程中可以发现患者可能存在的配子内在的缺陷或受精障碍,表现为卵子不受精或反复的低受精率,形态学异常的低质量卵子或者异

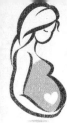

常的胚胎发育如分裂减慢和过多的碎片。但不明原因不孕患者是否存在精卵结合障碍？首次 IVF 治疗时应采取何种受精方法？单精子卵胞浆内显微注射（ICSI）是否优于常规受精目前仍有争议。有报道提示不明原因不孕患者的常规 IVF 周期中受精失败约占 14%～20%。研究认为该类患者行常规受精可能优于 ICSI。但国内学者研究认为不明原因原发性不孕患者 IUI 失败后行 IVF 有约 20%完全不受精的可能，而行 ICSI 的受精率显著高于传统 IVF。因此，对这一类患者尤其是 IUI 反复失败的患者可以适当放宽 ICSI 指征，行首次 IVF 治疗时，如果卵子的数量允许，可采用部分卵母细胞常规 IVF 受精、部分卵母细胞 ICSI 的方法，可降低完全受精失败风险，最大限度地为患者提供可移植的胚胎。值得注意的是对于精卵结合功能正常的不明原因不孕患者，使用 ICSI 或常规受精的妊娠率、着床率并无差别，ICSI 未显示出优势。

体外受精-胚胎移植技术的治疗方案及药物使用方法参见辅助生殖技术有关章节。

（3）宫腔内配子移植（GIUT）：国内有学者研究认为，宫腔内配子移植（GIUT）治疗不明原因不孕患者有一定的疗效，妊娠率达 33.3%，且治疗程序简化，价格相对低廉，值得基层推广应用。

（刘杰）

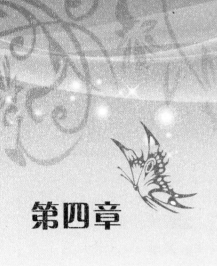

第四章

不 育 症

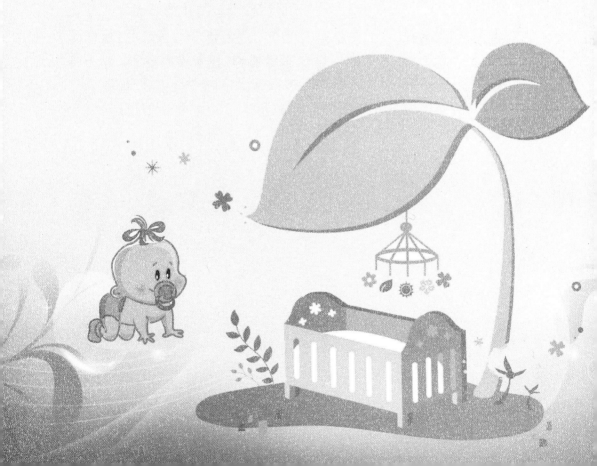

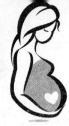
病例一：一位男子曾经结过两次婚。第一个妻子先后怀孕过 8 次，但每次怀孕不到两个月就发生流产。到医院检查，双方体格和生殖系统都未发现什么毛病。几年后，他们离婚了，又各自建立了另外的家庭。女子再婚后生了两个健康的孩子。而这位男子的第二位妻子又接连发生 3 次流产。

病例二：李女士曾于婚后因宫颈病变行宫颈锥切手术，此后的 2 次妊娠均在 6 个月左右无任何征兆的情况下自然流产。

病例三：王女士结婚两年多才怀孕，夫妻俩都特别高兴。由于长时间盼孩子，王女士心情有些紧张，总担心胎儿是否正常。可是越担心越出事，没到三个月就流产了。以后接连三次流产，每次流产时间都差不多，夫妻俩到医院化验血型，做各项检查，还做了两人的染色体检查，但什么原因都没有查出来，小两口只好抱养了一个孩子。奇怪的是一年后他们却顺利生了一个胖儿子，这是为什么呢？

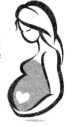

第一节　复发性流产

临床上凡妊娠不足 28 周,胎儿体重不足 1 000g 而终止者,称为流产(abortion)。将连续 3 次或 3 次以上的自然流产称为习惯性流产(habital abortion),也称复发性自然流产(recurrent spoutanous abortion),发生率约占总妊娠数的 1％,占自然流产数的 15％。根据习惯性流产发生的时间,可以把习惯性流产分为早期习惯性流产和晚期习惯性流产。早期习惯性流产一般发生在妊娠 12 周以前,多和遗传因素、母体内分泌失调及免疫学因素等有关。晚期习惯性流产多发生在妊娠 12 周以后,和子宫畸形、宫颈发育不良及准妈妈患其他疾病等因素有关。

一、病因和发病机制

习惯性流产的发病机制十分复杂,可归纳为:遗传因素、内分泌异常、解剖异常、感染、免疫因素和不明原因等六个方面。

(一)遗传因素

目前已证实于妊娠早期发生习惯性流产者,60％以上是由于孕妇或爱人存在遗传基因缺陷或外界不良环境如放射、药物等影响而导致胚胎染色体异常所造成。

自 1962 年,Schmiel 等发现习惯性流产与夫妇染色体异常有关以来,染色体异常与习惯性流产夫妇的关系就引起了人们的重视。国外文献报道,习惯性流产夫妇染色体异常发生率为 3.2％,其中多见的是平衡易位,占 2％,罗伯逊易位占 0.6％。国内资料报道,习惯性流产夫妇染色体异常的发生率为 2.7％。

以上第一例病例中的丈夫在后来的染色体检查中发现其为 13 号

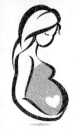
染色体平衡易位。其细胞中的 13 号染色体发生了易位,两条 13 号染色体并成了一条。染色体总数只有 45 条,由于异常的第十三号染色体不能正常分裂,所以减数分裂后产生的精子不是带有两条 13 号染色体,就是少了一条 13 号染色体。这种精子与正常卵子结合后就会形成异常的三体或单体受精卵(正常为双体)。单体形式的受精卵往往在胚胎发育早期就夭折,造成流产或死胎;三体形式的受精卵也很容易发生流产,即便能勉强活到出生,则一定是个先天性畸形儿,很难长大,或发育成为低能儿。

(二)内分泌异常

1.黄体功能不全

研究表明,习惯性流产中 23％～60％患者存在不同程度的黄体功能不全。

2.多囊卵巢综合征

在习惯性流产病例中多囊卵巢的发生率异常的高,可达 58％,其高浓度 LH 可能导致卵细胞第二次减数分裂过早完成,从而影响受精和着床过程。

3.其他

如高泌乳素血症、甲状腺功能异常、血糖异常等亦可引起胚胎发育异常而导致习惯性流产。此外情绪异常也会引起流产,上述第三例病例中小王妻子怀孕后,情绪很紧张,这种紧张使机体处于一种应激状态,破坏了原来的稳定状态,使体内神经免疫及内分泌发生紊乱,特别是孕激素的改变导致了不良的妊娠结局。孕激素是保证胚胎发育的重要激素,与下丘脑有密切关系。生理学实验证明,人的情绪变化与大脑边缘系统特别是下丘脑有关,情绪变化将会间接影响内分泌的相对稳定状态。当人的情绪处于长期紧张状态时,体内孕激素水平降低,胎盘发育不良,这都不利于胚胎发育。且子宫处于高敏感状态,很轻的刺激就会促使子宫收缩,从而诱发流产。第一次流产后,患者从得知自己再怀孕之日起,心中就有一种恐惧心理。越接近前次流产时间,心理负担

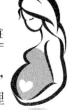

越重,使内分泌紊乱达到高峰,于是出现第二次流产。流产次数越多,心理负担越重,多次反复,便形成了恶性循环。但在抱养孩子后,心理负担大大减轻,于是打破了原来的恶性循环过程,体内激素水平恢复正常,故避免了习惯性流产。

(三)解剖异常

1.宫颈功能不全

宫颈功能不全是导致中晚期流产和早产的主要原因。Clifford 等报道在 208 例中晚期流产的病例中,38％的患者存在宫颈功能不全。宫颈功能不全在解剖上表现为宫颈管过短或宫颈内口松弛。

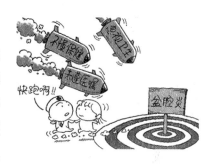

临床上表现为中晚期妊娠无痛性宫颈管消退、宫口扩张、羊膜囊突出、胎膜破裂,最终发生流产或早产。宫颈功能不全主要由于宫颈局部创伤(分娩、手术助产、宫颈锥形切除等)和先天性发育异常引起。以上第二个病例中的李女士就是因为曾行宫颈锥形切除手术而影响了宫颈的功能,导致了 2 次流产。

2.子宫畸形

如纵隔子宫、双角子宫等,子宫肌瘤,宫腔粘连等亦是习惯性流产的高危因素。

(四)感染

感染引起的流产往往是偶然性的,不会是习惯性的,这是一个流产因素,但并不是习惯性流产常见的因素。然而宫颈分泌物支原体、衣原体、β-溶血性链球菌等培养,TORCH 检测(弓形体、风疹病毒、巨细胞病毒、疱疹病毒免疫检测法)及其他病原微生物抗体测定仍然可作为筛查项目以排除其影响。此外梅毒感染也可导致习惯性晚期流产,这种流产的胎儿都是死胎。

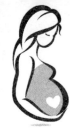

（五）免疫因素

在习惯性流产的病因中免疫因素已成为目前人们关注的热点，并发现以前认为原因不明的习惯性流产多数系免疫因素所致。免疫因素引起的习惯性流产大体上可分为两种，即自身免疫型和同种免疫型。自身免疫型通常可在患者体内检测出各种自身抗体，如抗磷脂抗体、抗核抗体等；同种免疫型与人类主要组织相容性复合体（MHC）又称人类白细胞抗原（HLA）有关，其导致维持妊娠的母儿免疫平衡失调。两者最终均可造成免疫损伤，导致流产。

1. 自身免疫型

自身免疫型习惯性流产主要与患者体内抗磷脂抗体有关，这些患者还常常伴有血小板减少症和血栓栓塞现象，合称抗磷脂抗体综合征。在原因不明习惯性流产患者中，抗磷脂抗体的阳性率约为15%。抗磷脂抗体是一组自身免疫性抗体，其中包括狼疮抗凝因子、抗心磷脂抗体、抗磷脂酰丝氨酸抗体等，其中以前两者最具代表性和临床意义。抗心磷脂抗体有三种类型：IgG/IgA/IgM，其中以 IgG 类最具临床意义。正常情况下，各种带负电荷的磷脂位于细胞膜脂质双层的内层，不被免疫系统识别，一旦暴露于机体免疫系统，即可产生各种抗磷脂抗体，抗磷脂抗体不仅是一种强烈的凝血活性物质，激活血小板，促进凝血，导致血小板聚集，血栓形成，同时可直接造成血管内皮细胞损伤，加剧血栓形成，使胎盘循环发生血栓栓塞，胎盘梗死，胎死宫内，发生流产，近期研究还发现，抗磷脂抗体可能直接与滋养细胞结合，从而抑制滋养细胞功能，影响胚胎着床过程。此外，自身免疫型习惯性流产还与抗核抗体等自身抗体有关。

2. 同种免疫型

现代生殖免疫学认为，妊娠是成功的半同种移植过程，母体免疫系统受到一系列的调节，对宫内胚胎移植物不发生免疫排斥反应，并维持妊娠的继续，在这一免疫调节过程中，HLA 抗原起着十分重要的作用。在正常妊娠中，夫妇 HLA 抗原不相容，胚胎所带的父源性 HLA 抗原

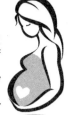

（滋养细胞表明）能刺激母体免疫系统,并产生一类 IgG 型抗体,称之为封闭抗体,其既可与母体淋巴细胞表面抗原结合,又可与滋养细胞本身结合,从而阻断母儿之间的免疫识别和免疫反应。正常妊娠早期即可检出封闭抗体,到中孕期达到高峰。习惯性流产患者常常缺乏封闭抗体,使得母体免疫系统容易对胎儿产生免疫攻击,导致流产。这是同种免疫造成习惯性流产的免疫发病机制,同时也是实施主动免疫治疗的理论基础。

二、诊断

习惯性流产的病因十分复杂,其诊断过程也十分烦琐。夫妇双方应同时进行诊断,更强调妊娠前的病因筛选诊断。首先应对患者应进行详细的病史分析和妇科检查,包括病史询问(内、外、产科史、代谢病史、感染史,宫内有无异物存放,有无药物中毒,接受放射线治疗等),体检及盆腔检查时应注意子宫大小、位置,附件情况。此外,应结合相关的试验室检查。

1.遗传检查

对疑有遗传性疾病者,夫妇双方均应做染色体核型检查,观察有否数目和结构畸变及畸变的类型,推测其再次发生流产的概率。或进一步做夫妇的家系遗传学调查和系谱绘制。

2.内分泌检查

(1)基础体温测定(BBT):基础体温能反应卵巢的功能状态,可用于筛查黄体功能不全。因为黄体功能不全可引起习惯性流产,黄体功能不全者基础体温表现为:高温相小于 11 天;高温相体温上升幅度小于 0.3℃。

(2)子宫内膜活检:个体间月经周期长短变异较大,主要是卵泡期长短不同的结果,而黄体期时限及内膜变化基本一致。黄体末期做子宫内膜活检,如内膜成熟度落后,即可诊断黄体功能不全。内膜活检除做常规的组织学检测外,最好同时做雌激素受体测定。子宫内膜雌孕

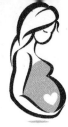

激素受体含量低,即使黄体功能正常,孕激素充足,内膜成熟度仍落后正常水平,是为假性黄体功能不全。

(3)激素测定,包括雌激素和孕激素、绒毛膜促性腺激素等的定量检测。血清孕酮测定:月经周期中外周血中的孕酮主要来自排卵后所形成的月经黄体,其含量随着黄体的发育而逐渐增加,至黄体发育成熟,即黄体中期,血中孕酮含量达高峰,然后不断下降,月经前期达最低水平。整个黄体期中外周血的孕酮含量变化呈抛物线状。黄体功能不全时,孕激素分泌量下降,因而测定外周血孕酮水平可反映黄体的功能状态。血清孕酮水平大于 $3\mu g/mL$,表明卵巢已有排卵,黄体中期孕酮水平大于 $15\mu g/mL$,表明黄体功能正常,小于此为黄体功能不全。

(4)血清泌乳素(PRL)测定:血清泌乳素由垂体前叶分泌,主要功能为产后促进乳汁分泌。同时血清泌乳素对维持正常的黄体功能亦有重要作用,过低或过高均可导致黄体功能不全。临床常见的是血清泌乳素分泌过多的高泌乳素血症。血清中血清泌乳素正常值为 $4\sim20\mu g/mL$,大于 $20\mu g/mL$ 为升高。血清中血清泌乳素升高干扰性腺轴功能,导致无排卵和不孕。与反复流产关系密切。

(5)甲状腺功能和血糖分析。

3. 内生殖器畸形的检查

(1)子宫输卵管造影(HSG):子宫输卵管造影是诊断子宫畸形敏感而特异的方法,根据子宫腔形态有否异常或充盈缺损,可判断有否子宫畸形。

(2)超声检查:超声在诊断宫腔异常方面不如子宫输卵管造影,但在诊断子宫外部形态异常中意义较大。如超声检查配合子宫输卵管造影有助于纵隔子宫和双角子宫的鉴别诊断;超声波检查可明确子宫肌瘤的数目、大小及部位。

(3)腹腔镜和宫腔镜:两者可直接观察子宫外部形态和宫腔内状况,能明确子宫畸形及其类型。宫腔镜还可确诊宫腔粘连,并能进行一定程度的治疗。腹腔镜还可诊断和治疗盆腔病变,如盆腔粘连、子宫内膜异位症等。

(4)宫颈扩张器检查:用 8 号子宫颈扩张器伸入宫颈内口毫无困难时提示宫颈功能不全。

4.病原体感染的检查

进行宫颈黏液培养了解有无微生物感染。病原体感染也是引起反复流产的原因,应行宫颈分泌物支原体、衣原体、β-溶血性链球菌等培养。此外,亦可行TORCH 检测(弓形体、风疹病毒、巨细胞病毒、疱疹病毒免疫检测法)及其他病原微生物抗体测定等。流产后妊娠物应进行病理检查。

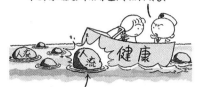

5.免疫学检查

经以上全面检查,逐一排除常见原因而病因仍不明者,应疑为免疫性习惯性流产,需做免疫学检查。

(1)自身免疫型主要检测抗磷脂抗体,同时检测抗核抗体,每月复查一次,连续 3 次阳性,即可诊断自身免疫型习惯性流产;同种免疫型主要采用微量淋巴细胞毒试验。以判断女方血清中是否存在抗丈夫HLA 类抗体,即封闭抗体,阴性结果表示女方血清中缺乏此封闭抗体,易发生习惯性流产。

(2)抗精子抗体的测定:如抗精子抗体阳性,提示生育力低。抗精子抗体滴度高和宫颈黏液中有抗精子抗体对生育影响大。可用精子凝集试验检测精子凝集抗体,精子制动试验检测精子制动抗体,免疫珠试验检测精子结合抗体。

(3)自然杀伤细胞活性测定:孕前自然杀伤细胞活性高预示下次妊娠流产的可能性大。

(4)母体抗父系淋巴细胞毒抗体测定:将夫妇双方淋巴细胞加补体共同孵育,然后计数死亡细胞的百分数,如死亡细胞在 90％以上,为正常妊娠,低于 20％则多发生反复流产。

(5)血型及抗血型抗体测定:丈夫血型为 A 或 B,或 AB 型,其妻子为 O 型又有流产史者,再怀孕时应进一步检查丈夫是否属于 O 型,O型不引起 ABO 血型不合。反之丈夫为 A 或 B 或 AB 型时则应考虑检测妻子有无抗 A,抗 B 或抗 AB 抗体,并做好妊娠监测以防止流产、死产。

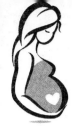
第二节　治疗新进展

习惯性流产的治疗以预防为主，如能找到病因，针对病因进行治疗。

1.一般治疗

身体宜静不宜动。怀孕初期卧床休息对保胎十分必要，可减少出血，减轻妊娠反应等。情绪宜静不宜躁。心情过于紧张，可使出血延长或反复出血，情绪平静，对保胎也是非常必要的。

2.染色体异常者

如再次妊娠，必须进行产前检查，通过羊水细胞染色体核型分析，了解胎儿是否先天畸形，一旦发现异常，应及时终止妊娠。

3.黄体功能不全者

可予黄体酮补充。若有受孕可能，自基础体温升高的第 3～4 天起，予以黄体酮 10～20 mg/d，在确诊已妊娠后，持续治疗至妊娠第 9～10 周。

4.子宫畸形及宫腔粘连者

应进行手术矫治。子宫肌瘤较小者，可服用药物治疗；如果肌瘤较大又是单发，可采取手术剜除法治疗。

5.女方阴道与宫颈排出物、男方精液细菌培养阳性者

根据药敏试验予以相应治疗，直至痊愈。治疗期间采用阴茎套避孕。

6.子宫颈口松弛者

可根据以往流产发生的时间，在孕 12～20 周期间行宫颈口缝扎术，术前如有阴道炎症须治愈后再行手术，术后用黄体酮、中药和镇静剂安胎，定期随访。

7.抗磷脂抗体综合征的治疗

对于抗磷脂抗体相关的流产,目前尚无公认的治疗方案,多采用抗凝剂和免疫抑制剂治疗。常用的抗凝剂有阿司匹林和肝素,免疫抑制剂以强的松为主。阿司匹林可以选择性抑制 TXA2 的合成,纠正 PGI2/TXA2 平衡,防止血栓形成、胎盘栓塞,应用时应严密监测血液的凝血参数,如出凝血时间、血小板计数及血小板凝集试验。强的松则可以直接抑制抗磷脂抗体的免疫活性。

8.同种免疫型的主动免疫治疗

对于同种免疫反应异常的习惯性流产的患者,进行主动免疫治疗可获得一定的效果。即采用丈夫或无关个体的淋巴细胞对妻子进行主动免疫致敏,其目的是克服夫妇之间的遗传相容性,诱发女方体内产生封闭抗体,避免母体对胚胎的免疫排斥。

(1)适应证:①2～3次以上连续早期流产,排除其他致病因素。②自身抗体阴性。③患者血清中缺乏封闭抗体。

(2)治疗方法:①使用丈夫或无关个体淋巴细胞皮内注射免疫。②小量全血输注法。③静脉输注人体白蛋白。

由于输注新鲜全血和无关个体白细胞,要求 ABO、Rh 血型相配,并且有发生输血反应的危险,目前多采用丈夫或无关个体淋巴细胞免疫法。一般于妊娠前作免疫致敏,每次淋巴细胞用量为 $(3～4)×10^6$,间隔为 3 周,每疗程注射 4 次,鼓励患者在 3 个月内妊娠,妊娠成功者于早孕期加强免疫一次。

(3)副作用:①感染传染病,如肝炎病毒、HIV 病毒等。②输血反应及过敏反应。③移植物抗宿主反应。④胎儿发育迟缓和新生儿出生后免疫功能影响及智力、生长发育影响。

(孙虹)

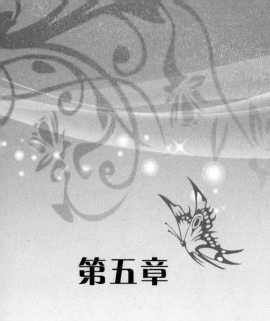

第五章

辅 助 生 殖 技 术

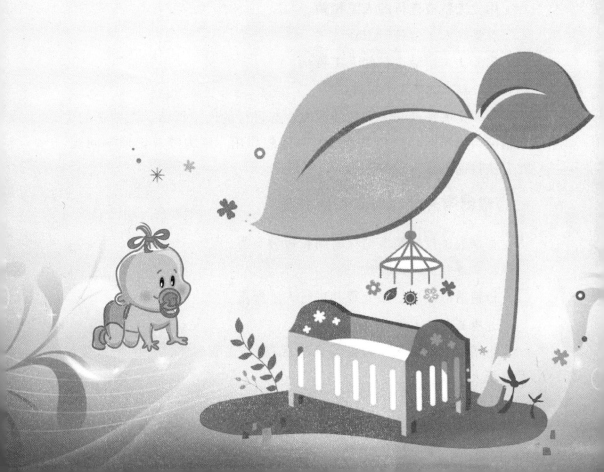

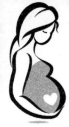

第一节 人工授精

人工授精(AI)是通过非性交方法将精子置于女性生殖道内,以期精卵自然结合,达到妊娠目的而采用的一种辅助生育技术。

一、人工授精分类

(一)根据精液来源分类

根据精液来源不同分 3 类。

1.夫精人工授精(AIH)

用丈夫精液进行的人工授精。

2.供精人工授精(AID)

用非丈夫精液进行的人工授精。

3.混精人工授精(AIM)

将非丈夫精液和丈夫精液混在一起进行的人工授精。无精子的丈夫精液与供精混合授精只是起心理安慰作用。因为涉及伦理学问题,此方法目前临床上较少应用。

(二)根据精液储存时间长短分类

根据人工授精精液储存时间长短分 2 类。

1.新鲜精液人工授精

指精液取出后尽快处理并进行人工授精。

2.冷冻精液人工授精

指精液取出后采用超低温冷冻保存,当需要时将冷冻的精液复温后进行人工授精。

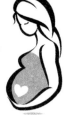

（三）根据授精部位分类

根据人工授精的授精部位不同分 6 类。

1. 直接阴道内授精（IVI）

直接将液化后的精液或处理后的精子悬液置于女方阴道内。主要适用于女方生育无障碍，男方精液检查正常，因某种原因不能性交者，如严重阳痿、早泄、某些特殊体型，以及阴道狭窄等。

2. 宫颈内人工授精（ICI）

直接将液化后的精液或处理后的精子悬液注入宫颈管内，可同时在宫颈外口及宫颈周围涂抹精液，或同时置一部分精液于后穹窿处。主要适用于性交困难，或性交时不能射精而手淫或按摩器能排精者，精液不液化者（精液经体外处理能液化者）。

3. 宫腔内人工授精（IUI）

将处理过的精子悬液通过导管直接注入宫腔内。常配合促排卵，是最常用的一种方法，适应证广泛，如少、弱、畸形精子症，精子不液化症，免疫性不孕症，宫颈因素不孕，原因不明不孕症等。

另外还有经阴道输卵管内授精（TITI）、直接腹腔内授精（DIPI）、直接卵泡内授精（DIFI）几种方式，临床上已不常用。

二、夫精人工授精

（一）人工授精适应证

（1）男方精液正常，但不能将精液射入阴道内，如尿道上裂、下裂，严重早泄、阳痿、逆行射精、不射精等。

（2）女方存在影响性交与精子在女性生殖道运行障碍的因素，如性交时阴道痉挛，阴道解剖异常，子宫颈管狭窄、粘连，持续宫颈黏液少而黏稠或伴白细胞异常的宫颈黏液，子宫颈肌瘤、息肉，子宫位置异常（过度前屈或后屈）等妨碍精子上行。

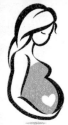

（3）免疫性不育,夫妻一方或双方抗精子抗体阳性,性交后试验不佳者。

（4）精液检查轻中度异常,如精子密度低、精液量少、精子活力减弱、液化时间延长或不液化等。

（5）原因不明性不孕症。

（二）人工授精禁忌证

（1）一方患有泌尿生殖系统急性感染或性传播疾病。

（2）一方患有严重的遗传病、躯体残疾、精神心理障碍、传染病等,不适合妊娠者。

（3）一方接触致畸量的放射线、毒物、药品,并处于作用期。

（4）女方生殖器官严重发育不全或畸形,不适合妊娠者,如子宫发育不全、严重子宫畸形或子宫畸形反复流产者。

（5）女方有严重的全身性疾病不宜妊娠,如严重的心脏病、肾衰、肝炎等。

（三）人工授精基本条件

1.女方基本条件

①输卵管通畅,人工授精前通过子宫输卵管造影,或腹腔镜检查确诊至少一侧输卵管通畅。②子宫发育正常或虽有异常但不影响人工授精操作和胎儿孕育者。③自然周期或促排卵药物治疗后有成熟卵子排出。

2.男方基本条件

能在体外收集到精液,经处理后能达到人工授精标准;精液常规检查指标越趋正常,授精成功率越高。

（四）人工授精时机选择

精子在女性生殖道内存活时间是阴道内 2.5 小时,宫颈内 48 小时,宫腔内 24 小时,输卵管内 48 小时。因此,人工授精时机在排卵前

48小时至排卵后12小时内容易成功,愈近排卵愈易受孕,即将排卵时授精最合适,但临床难以做到。准确预测排卵时间才能最准确选择授精时机。预测排卵时间可根据月经周期史、BBT曲线、宫颈黏液与评分,结合血或尿E2、LH水平及阴道B超监测卵泡发育等来确定。排卵前授精妊娠率高于排卵后,也可在排卵前后各做一次授精。

人工授精成功率10%～30%,依病因和方法不同略有差异。

(五)影响人工授精成功率因素

(1)年龄。原因与随着年龄增长卵巢功能、卵子质量、子宫内膜容受性逐渐下降,卵子染色体异常率增加有关。

(2)不孕年限。不孕年限越长,人工授精妊娠率呈下降趋势。

(3)不孕原因。男性因素中精子越接近正常值者人工授精妊娠率越高,高质量的冷冻精液不会影响妊娠率。

(4)人工授精次数。每个周期做1次与2次人工授精妊娠率有无差别,关键在于授精的时机选择是否正确,近排卵时授精即使1次人工授精,妊娠率也不会比2次授精率低。若未掌握好准确授精时机,2次授精也不会增加妊娠率。

(5)人工授精操作。如授精时损伤子宫内膜,出血量多等会影响授精成功率。

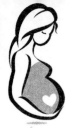
第二节　试管婴儿

随着社会的快速发展，受精神、环境、经济等诸多因素的影响，不孕夫妇的数量急剧上升，发病率近 10%，严重影响了人类的健康生活，也带来许多社会问题。1978 年 7 月 25 日世界上第一例试管婴儿 Louise Brown 的诞生，宣告人类的生殖翻开了新的篇章，30 余年来，随着生殖医学及其相关学科研究地不断深入，试管婴儿逐步走入了我们的生活中，被越来越多的人接受和理解，2010 年 10 月 4 日 Robert G. Edwards 获得了诺贝尔奖，进一步肯定了试管婴儿技术的作用。目前，全世界每年有数以万计的婴儿通过试管婴儿技术出生，该数据呈逐年增加的趋势。

人类的试管婴儿技术并不是偶然产生的，试管婴儿技术虽然仅有 30 余年的历史，但在此之前也经历了漫长的动物实验研究阶段。在 19 世纪末，Walter Heap 第一次成功地施行了兔子胚胎同种移植。他把一只兔子输卵管内的胚胎冲洗出来，移植到另一只兔子的子宫内，使兔子成功妊娠并生出了小兔子。20 世纪及接下来的几十年里，许多学者都成功地施行了动物胚胎异种移植，如将兔子或老鼠的胚胎移植到牛子宫内妊娠成功并出生小兔子或小老鼠。1959 年 Chang 在美国首次成功地进行了动物配子体外受精-胚胎移植，他将兔子的卵取出体外，使其在实验室试管中成功受精，形成胚胎后植入兔子子宫内，妊娠成功。这是人类 IVF-ET 的最直接的动物实验基础，奠定了人类 IVF-ET 成功的里程碑。

试管婴儿技术是体外受精-胚胎移植等人工助孕技术的俗称，是一项结合胚胎学、内分泌、遗传学以及显微操作、伦理学等多达 20 多门学科的综合技术，在不孕不育症的治疗方法中是最为有效的。IVF 通常情况下是将精卵放在同一个培养基中，让它们自然结合，即所谓的"常规受精"，形成胚胎后在体外培养 3～5 天后移植入子宫，使女性受孕生子。1978 年 7 月 25 日,世界首例试管婴儿 Louise Brown 在英国 Bourn Hall 医院诞生,是 steptoe 博士和 Edwards 教授共同研究的成果,被称为人类医学史上的奇迹,从此揭开了人类不孕不育治疗的新篇章,世界上立即掀起了试管婴儿热潮。许多国家都建立了 IVF-ET 研究实验室,此后多个国家和地区都有了试管婴儿的诞生,迄今已有数百万名试管婴儿出生。

试管婴儿技术的诞生为广大不孕夫妇带来了福音,但是由于当时技术本身的限制,男性重度少弱精、畸精、死精、无精等男性因素不育症却无法得到很好的解决。1992 年比利时科学家 Palermo 第一次用卵母胞浆内单精子注射技术(ICSI)解

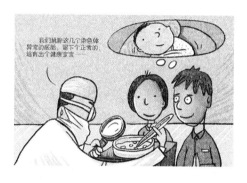

决了男性不育的问题,诞生了世界首例单精子胞浆内注射试管婴儿,过去曾称为第二代试管婴儿。ICSI 技术对治疗男性不育的意义无可非议,其减少了供体人工授精的需要,因此解决了供体遗传物质与受者夫妇之间存在的伦理问题以及供体的征集、选择等问题。ICSI 对重度少弱精以及需睾丸取精的男性不育症患者的治疗,具有里程碑的意义。ICSI 使试管婴儿技术适应证更为扩大,适于男性和女性不孕不育症。第二代技术发明后,世界各地诞生的试管婴儿迅速增长,但该技术尚存在一些问题,如无法治疗一些特殊的无精症,并且其安全性还值得关注。

随着辅助生殖技术的发展及人们对生殖研究的深入,IVF-ET 及由其衍生出的许多新的辅助生殖技术层出不穷。1990 年开展的着床前遗传学诊断技术(PGD)即建立在 IVF-ET 基础上,通常是指从获得的成熟的受精前后卵母细胞取极体或 IVF 的胚胎取 4~8 细胞期胚胎的 1 个细胞、囊胚的小部分细胞团进行遗传学分析,将确诊无遗传病的胚胎移植入子宫,从而防止遗传病患儿的妊娠、出生,属于产前诊断的一种形式,人们过去曾称作第三代试管婴儿。首先将 PGD 成功应用于临床的是 Handyside AH,他用 PCR 技术行 Y 染色体特异基因体外扩

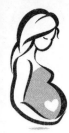
增,将诊断为女性的胚胎移植入子宫获妊娠成功。目前应用 PGD 技术大约能为囊性纤维化、地中海贫血、强直性肌营养不良、脆性 X 综合征等二十多种疾病的患者带来福音。显微取样不影响胚胎发育,至今全世界已有数百个 PGD 健康婴儿出生。近年来,许多 IVF 中心开展了胚胎着床前遗传病诊断(PGD),但限于目前的技术条件,PGD 的适应证还有一定的局限性。随着分子生物技术的发展和更多遗传病基因被确定,PGD 技术会日趋完善,更好地造福人类。

中国首例试管婴儿于 1988 年诞生在北医三院,但是第一例怀孕却是在湖南湘雅第一医院(没有获得分娩新生儿)。因此学术界公认北医三院和湘雅第一医院为中国辅助生殖技术做出了巨大贡献,在中国辅助生殖技术领域享有同等地位。中国首例第二代试管婴儿以及第三代试管婴儿都诞生在广州中山医科大学附属第一医院,同时广州中山大学附属第一医院为辅助生育技术在中国的普及做出了巨大贡献,至今仍是中国辅助生育技术水平最高的中心之一。

中国试管婴儿经历了三个阶段。早期阶段是萌芽期,我国的辅助生育技术起步发展较晚,从 1986 年开始国内只有寥寥可数的三四家生殖中心,分别位于北京、湖南、广州。当时由于条件有限,技术落后,信息不灵、互不通信,妊娠率低于 10%。第二阶段是蜂拥阶段,受益于政府改革开放,中国经济有所发展,人们对辅助生育与计划生育矛盾认识的转变。这个阶段国内频频举办学习班,与国际间的交流增加。许多国外的知名专家到国内讲课,美籍华人学者热衷于帮助国内生殖中心发展,为学术交流提供了各种方便与支持。使得一时间国内各大高等院校、研究机构都要求发展辅助生育技术的研究,短期内国内出现了大大小小多家生殖中心。但是技术参差不齐,缺乏管理,没有规章制度。造成当时试管婴儿技术的滥用,成功率极低,并出现了很多伦理方面的问题。第三个阶段是由 2002 年至今,卫生部提出两个管理办法,2001年颁布《人类辅助生殖技术管理办法》《人类精子库管理办法》,2003 年颁布《人类辅助生殖技术与人类精子库评审、审核和审批管理程序》。对全国的中心实行监察,建立准入制度,限制了不规范的行为,使国内的生殖医学走向一个健康规范的发展道路,与国际接轨,成功率和基础

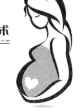

研究上升到一个新的高度。

一、试管婴儿的适应证与禁忌证

试管婴儿既然能有效解决不孕不育的问题,并且成功率也很高,还有优生的作用,那是不是所有的人都可以选择试管婴儿来满足自己的怀孕需求呢? 有人认为平时工作太忙,没时间准备怀孕,那就通过试管婴儿技术快速怀一个健康的孩子吧;也有人想怀双胞胎、甚至龙凤胎,到医院要求做试管婴儿;有人认为试管婴儿肯定是挑选的最好的精子和卵子,肯定比自己怀孕

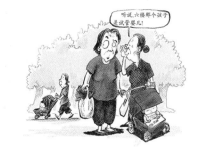

的孩子更健康、更聪明……其实这些想法都存在着一定误区。下面我们看看哪些情况需要做试管婴儿?

(一)适应证

(1)严重输卵管疾病,如患盆腔炎导致输卵管堵塞、积水、通畅不良;或输卵管结核而子宫内膜正常;或异位妊娠术后输卵管堵塞。

(2)子宫内膜异位症。

(3)免疫性不孕症,男方精液或女方宫颈黏液内存在抗精子抗体者。

(4)男性因素,即少精症、弱精症、畸精症。

(5)原因不明性不孕症。

(6)其他原因的不孕治疗无效者。

(7)有遗传性疾病需要做移植前诊断者。

(8)其他:如卵泡不破裂综合征等。

(二)禁忌证

(1)女方有重要的脏器功能异常者,如心脏、肝脏、肾脏疾病等而不能经受妊娠及分娩。

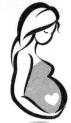

（2）女方体内存在急性或慢性活动性传染性疾病、急性感染性疾病。

（3）女方有卵巢、子宫或乳腺恶性肿瘤者，不能接受胚胎移植着床、生长。

（三）做试管婴儿必须提供的文件

（1）结婚证（原件及复印件）。

（2）准生证（原件及复印件）。

（3）双方身份证（原件及复印件）。

三者缺一不可，原件由医院生殖中心审查核对，复印件交付生殖中心存档保留。

通过上述的介绍，大家对什么样的情况要做试管婴儿应该有了解了。建议不孕夫妇需行试管婴儿者，一定要选择通过国家卫生部专家组或卫计委认证和审批后的生殖中心，不能听信广告或医托的花言巧语，以防止被不正规医院欺骗，最后落得"人财两空"。更有甚者会碰到难以解决的伦理问题，比如胚胎、卵子、精子出现差错、带有商业性质的供卵、代孕，所导致的后果难以弥补。

二、试管婴儿的治疗过程

要做"试管婴儿"，包括以下几个步骤。

（一）卵巢的超促排卵

一般正常妇女每月仅排 1 个卵子，但要做"试管婴儿"有时 1 个卵子是不够的。1978 年世界第一例试管婴儿是在自然周期经腹腔镜取得单个卵细胞成功的，但由于通常每次只能得到一个成熟卵母细胞，妊娠率低，不久便被控制性超排卵取代。可以用不同的药物，如口服克罗米芬、注射促性腺激素 Gn 或 HMG、或人绒毛促性腺激素 HCG 等使患者在一个周期内排出多个卵子。超促排卵方案有长方案、短方案、超短方案、拮抗剂方案、超长方案等，超促排方案的选择常常根据患者的具体情况来选择最合适的方案,并依据不同的情况可以进行适当或必要的调整。

(二)B超检查监测

要做"试管婴儿",需取排卵前成熟的卵子,因此首先要确定排卵期。临床上可通过定期B超监测卵泡的发育程度,以确定给予激素诱发排卵的最佳时间。除了B超检查卵泡的发育情况、双侧卵巢大小及其子宫情况。同时还可以测定血清 LH、E_2、P 等。B超能直接显示卵泡的数目和大小,而血清 E_2 水平的高低反映卵泡的分泌功能,代表卵巢对控制性超排卵的反应程度,可间接了解卵母细胞的质量。

(三)注射 HCG 形成 LH 峰

促进卵泡进一步成熟,获得高质量的卵子。正确地掌握注射 HCG 时间是获高质量卵子的关键。通常当主导卵泡中有 1 个直径达 18 mm 或 2 个达 17 mm 或 3 个达 16 mm 时可应用 HCG。医生往往会综合各种检测所得的信息,寻找适当的使用 HCG 的时间。

(四)收集卵子

B超引导下经阴道取卵是经阴道后穹隆穿刺取卵,此法取卵尤为简便,手术安全,不需住院,节省费用,现已普遍采用。术前应详细了解手术过程,有利于减轻恐惧心理。注射 HCG 后,用生理盐水冲洗外阴和阴道,术前夜及手术当天上午进半流质或流质饮食,术前 30 分钟肌注派替啶 100 mg 或 50 mg,

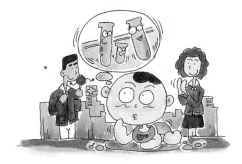

也可以外用止痛栓,取卵困难者可采用静脉麻醉。一般情况下,穿刺直径 10 mm 以上的卵泡,获卵率达 80% 以上。获卵率低与很多因素都有关系。

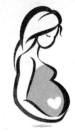

（五）卵子培养

将取得的排卵前成熟的卵子，经特殊技术处理后等待受精。这一步骤就要在层流实验室内进行了。

（六）体外受精

将丈夫在无菌条件下取得的精液，进行处理，使精子具备穿入卵子的能力，成为授精小滴，加入含有卵子的培养基内，通过二性原核融合形成一个新细胞即受精卵，然后继续培养待其分裂至4~8个细胞时，便可进行宫腔内移植。也可以体外培养至囊胚期再进行宫腔内移植。

（七）胚胎移植

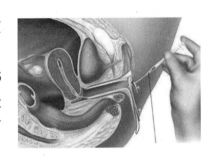

将上述胚胎从培养基取出，实验室工作人员会将胚胎装入移植管内，交由医生注入到子宫腔内。根据卫生部176号文件精神，35岁以下患者第一周期最多移植2个新鲜胚胎，35岁以上患者可移植3个胚胎。随着试管婴儿技术的日趋成熟，越来越多的中心最多只给患者移植2个胚胎，这样就尽量避免了三胎妊娠的发生。欧洲已经有许多国家开始进行单胚胎移植，以避免因多胎妊娠带来的母亲风险及新生儿风险，但国内因计划生育的国策和传统的"多子多福"思想，以及部分生殖中心单方面追求高临床妊娠率等多方面因素的影响，单胚胎移植在国内普遍开展还存在一定的困难。胚胎移植成功的条件包括受精卵本身的生命力，子宫内膜健康，移植过程无损伤，体内激素水平稳定等多因素。受精卵移植入子宫腔以后，胚胎的植入率约为30%，随着技术的发展，目前植入率也越来越高。

（八）移植后

患者可卧床休息2~6小时，医院往往会提供床位供移植后的患者休息。但很多患者在接受胚胎移植后往往完全不敢动弹,自行绝对卧床休息3～7天不敢下床,甚至连翻身也不敢。这种观点是错误的,目前无确切的证据证明绝对地卧床休息可以提高试管婴儿的植入率,但应减少重体力活。医生会使用黄体酮进行黄体支持,以增加受孕的概率。

(九)妊娠后措施

于胚胎移植术后的第14天,留晨尿查HCG以判断是否妊娠,或于移植胚胎后的14、16天抽血测定血清β-HCG水平及其上升情况以判断妊娠的发生。目前随着科学技术的发展和试管婴儿技术的成熟,试管婴儿成功率可达到40%～50%。如阴性则等候月经来潮,如阳性可于2～3周后进行超声检查以确定临床妊娠,要注意卵巢过度刺激综合征、感染、出血、多胎妊娠等并发症的发生。还要警惕异位妊娠的发生,特别要注意宫内外同时发生妊娠,一旦确诊应及时按规定处理,多胎妊娠如果是三胎以上妊娠,建议进行选择性减胎术。

三、试管婴儿的并发症

越来越多的不孕症患者因为病情的需要,加入到做试管婴儿的大军中来。我们也会发现周围很多人通过试管婴儿技术很快拥有了可爱、健康的宝宝,那么试管婴儿是否就是非常安全的、完全可以替代自然受孕呢?事实上,任何一种医疗手段都可能存在一定的风险,试管婴儿技术也一样会有并发症。虽然这些并发症的发生概率很低,医生也会尽量通过减少用药剂量、严格无菌技术操作、由有丰富经验的老医生治疗等多种手段来减少并发症的发生,作为患者仍应该在做试管婴儿之前对并发症做一下全面的了解。

(一)试管婴儿近期并发症

1.取卵穿刺的损伤与出血

经阴道超声引导下取卵一般是安全的,但也可能损伤邻近肠管、输

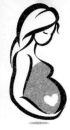

尿管、膀胱甚至血管，进而引起盆腔出血等并发症，发生率约 0.2%。导致并发症发生的原因有盆腔粘连、穿刺针受力后弯曲改变方向、技术操作不熟练等。

临床表现为感到下腹部明显疼痛，逐渐加重，并可伴有恶心、呕吐、冷汗等症状，有时有血尿发生；出现腹膜刺激症状；内出血较多可出现休克等。B超检查可协助诊断。

处理方法：穿刺点局部少量出血可用纱布压迫止血，2～4 小时取出，必要时可用宫颈钳短时钳夹止血；少量盆腔内出血可予止血药，卧床休息，严密观察血压、脉搏，一般可自行停止，不需手术治疗；发生大量的不可控制的内出血，应在输血或输液的条件下，立即剖腹手术治疗，不可延误，应停止本周期后续的胚胎移植治疗，将胚胎进行冷冻，待身体恢复后再行冷冻胚胎复苏移植。

2.感染

发生率约 0.4%。许多接受试管婴儿的患者中，生殖器官或盆腔可能存在慢性炎症，经阴道操作使她们重复感染的危险增大。术前注意生殖道的清洁和冲洗，手术时医生应尽量减少穿刺次数，必要时应用抗生素预防感染。一旦确认盆腔感染发生，应放弃后续胚胎移植治疗，进行对症处理，并将胚胎进行冷冻，待身体恢复后再行冷冻胚胎复苏移植。

（二）与超排卵有关的并发症

1.卵巢过度刺激综合征（Overy High-Stimulate Syndromn,OHSS）

OHSS 是试管婴儿中常见的并发症，总体发生率为 20%，其中中、重度发生率为 1%～10%。试管婴儿妊娠患者中，OHSS 发生率大约 4 倍于非妊娠的患者。其发病确切机制尚不清楚，目前普遍认为是排卵后的卵巢分泌一种或多种物质过量，使血管通透性增加，从而引起一系列的临床症状。

根据病情分级如下。

（1）轻度：常于排卵后 3～6 日或注射 HCG 后的 5～8 日开始出现

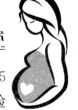

下腹不适、沉重感或轻微的下腹痛，伴胃纳差，略有疲乏。E_2水平>5 500 pmol/L(1 500 pg/ml)，黄体早期孕酮(P)水平>96 nmol/L，B超检查卵泡不少于10个，卵巢增大直径可达5 cm，有或无卵泡囊肿/黄体囊肿。

(2)中度：有明显下腹胀痛，恶心、呕吐、口渴，偶伴腹泻；体重增加>3 kg，腹围增大；E_2水平>11 000 pmol/L(3 000 pg/ml)，卵巢增大明显，卵巢直径在5~10 cm之间，腹水<1.5 ml。

(3)重度：腹水明显增加，腹胀痛加剧，口渴、尿少、恶心、呕吐，腹胀满甚至无法进食，疲乏、虚弱、冷汗甚至虚脱；因大量腹水而膈肌升高或胸水致呼吸困难，不能平卧；卵巢直径>10 cm；体重增加>4.5 kg。由于胸水和大量的腹水可导致心肺功能障碍，可有血液浓缩、呈高凝状态，电解质失衡、肝肾功能受损等。

OHSS是超排卵过程中较常见的并发症，很难完全避免，但可采取适当的预防措施，减少严重病例的发生。对有OHSS倾向的患者（如多囊卵巢综合征），医生会采用低剂量超排卵方案，使用高纯度的FSH产品、超排过程中密切监护B超及

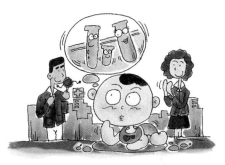

血E_2水平等多方面措施减少发生概率。如有发生严重OHSS的可能，则应停止使用超促排卵药物，待卵泡发育成熟时取卵；一旦发现早期OHSS发生，则应减少超促排卵药物用量，不应用HCG促发排卵和黄体支持，将胚胎冷冻保存，不进行移植，以减少或避免内源性HCG，将冷冻胚胎留待以后自然周期中移植；取卵手术中尽可能吸净所有卵泡；预防性使用白蛋白。

治疗方法：轻度患者一般不需处理，仅注意观察即可。患者应保持乐观的精神状态，建立战胜疾病的信心。亦可自行进行一些监护，包括每天记录腹围和尿量、体重等，多饮水以增加尿量，必要时至医院检查心肺功能、血凝状态及水电解质平衡等情况，及时和医生进行沟通。中度及重度OHSS应停止使用所有促性腺激素，以避免对卵巢的进一步

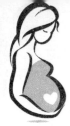

刺激。治疗主要目的是保持充足的血容量，纠正血液浓缩，维持正常的尿量，解除胸水、腹水的压迫症状，纠正水、电解质紊乱，保护肝肾功能。具体治疗包括：多休息，少量多次进食，尤其是高蛋白饮食。早期少量多次饮水（包括豆浆、煲汤、西瓜汁等），以增加尿量；使用人体白蛋白静脉滴注，保持血液胶体渗透压和容量；当胸水、腹水使腹压增加影响呼吸甚至循环功能时，可予腹腔穿刺或胸腔穿刺抽吸腹水、胸水；根据病情适当对症处理等。

2.超排卵与肿瘤

目前认为诱发排卵可能与雌激素依赖的乳腺癌、卵巢癌、子宫肿瘤等的发生有关。尽管其发生率预测值并无显著的上升，但治疗后的一年内有暂时性的乳腺或子宫癌症发生危险性的增加。

（三）试管婴儿妊娠并发症

1.自然流产

大部分患者认为做试管婴儿的时候，医生已经对卵子和精子进行了优化处理，所形成的胚胎应该是最优质的胚胎，应该不会出现任何流产。但事实上做试管婴儿的流产率为 $10\%\sim25\%$ 左右，这与不孕患者普遍年龄偏高及染色体畸变患病率增高相关，还有较高的多胎妊娠率伴随流产率增高。

2.异位妊娠

也就是患者通常谈到的"宫外孕"，发生率为 $2.1\%\sim9.4\%$ ，比自然妊娠明显升高。患者往往对此表示不理解，认为胚胎移植时医生将胚胎放进了子宫内，怎么还会发生异位妊娠呢？肯定是医生不负责任，将胚胎误放入了输卵管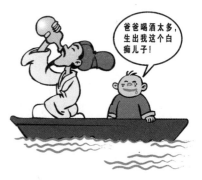所致。其实不是这样的，输卵管的开口位于子宫的两侧角部，医生将移植管插入到输卵管内的可能性非常小，所以不能说是医生将胚胎误放至输卵管内了。发生异位妊娠的情况可能与胚胎移植时移植管的深度、移植管内的液体量、移植时注入的速度、植入胚胎数目多少、移植后患者的体位、胚胎在宫腔内游走、胚胎与子宫内膜发育的同步性、子宫输卵管患病率较高有关。要特别提到的是做试管婴儿还可能出现宫内妊娠同时合并异位妊娠的情况，所以查出妊娠后 2～3 周，医生做 B 超时即便看到了宫内妊娠，还会根据移植胚胎的个数检查宫外是否会有异位妊娠的存在。

一旦发生异位妊娠，要早期诊断，适时对症及手术处理。

3. 新生儿先天性畸形

有一部分患者担心做试管婴儿后出生的孩子会有畸形。目前报道试管婴儿胎儿的畸形发生率为 2.5% 左右。许多文献认为，就总体而言，在正常人群中行试管婴儿或其他辅助生育技术所获新生儿的先天性和染色体畸变率未见增高。特别是第一代试管婴儿，通过前面的介绍，大家已经了解到：做试管婴儿只是改变了精子和卵子受精的位置，由正常妊娠时在输卵管内完成受精而改成试管婴儿时在体外培养箱内完成受精，并没有改变受精的方式，所以并不会因为做试管婴儿而增加新生儿的畸形发生率。但是，做 ICSI 和 PGD 的患者因为本身在遗传这些方面可能存在缺陷，做试管婴儿后发生新生儿畸形的风险略高于正常妊娠。

4. 多胎妊娠

一次妊娠同时有两个或两个以上的胎儿形成称为多胎妊娠。在自然生育中发生多胎的估算公式为 $1:89^{n-1}$（n 代表一次妊娠的胎儿数），几乎所有的资料都显示采取辅助生育技术后的多胎妊娠率较自然妊娠明显增高，这与辅助生殖技术中向宫腔内移植多个胚胎有直接的关系。尽管专业人员都了解这种关系，但导致多胚胎移植继而引起多胎妊娠发生率上升的背后的原因又是非常复杂的。欧洲人类生殖与胚胎学会在讨论中认为有以下几方面因素：①试管婴儿的成功率仍然难以满足人们的要求；②缺乏可靠的预测胚胎的生存和种植潜能的方法；③生殖医学中的冻融技术难尽人意；④医生未能充分估计多胎的风险；⑤感情或经济的利益驱使医生追求高的妊娠率从而增加多胎妊娠率；

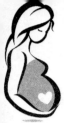

⑥忽视多胎妊娠的围产期结局或缺乏反馈的信息；⑦试管婴儿妊娠比出生健康婴儿似乎是更为直观可见的成功标志；⑧缺乏对这一问题的监督机制；⑨缺乏统一的胚胎移植和超排卵治疗的指引和规范的体系。

因此，辅助生育中的多胎妊娠，有时远非仅仅是技术的问题。无论何种原因导致的多胎妊娠，其母婴并发症发生率都较单胎妊娠高数倍。如流产、早产、妊娠高血压综合征、胎儿宫内发育迟缓、低体重儿、胎膜早破等等。

多胎妊娠一旦发生后，选择性减胎术可作为一种补救的措施。

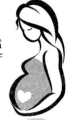

第三节　辅助生殖技术进展

辅助生殖技术（ART）是运用医学技术和方法对配子、合子、胚胎进行人工操作，以达到受孕目的的技术。ART 的出现为全球不孕不育患者解除不能生育的痛苦提供了新的途径，为数以百万的患者带来了福音。ART 包括人工授精（AI）、体外受精-胚胎移植（IVF-ET）、胞浆内单精子注射（ICSI）、种植前遗传学诊断（PGD）、未成熟卵母细胞体外培养成熟（IVM）等技术。

（1）AI：使用人工的方式将精液注入女性体内以取代性交途径达到妊娠的目的。按其所使用精液来源的不同，可分为丈夫精液（AIH）或供者精液（AID）两种；按精液使用方法的不同，可分为新鲜精液和冷冻精液两种；按操作部位不同可分为阴道内人工授精、宫颈内人工授精和宫腔内人工授精。此项技术主要用于解决男性弱精症，和由于生理或心理原因导致性生活障碍所引起的不孕不育。

（2）IVF-ET：应用人促性腺激素刺激多个卵泡发育后，将卵子从卵巢取出，在体外受精并形成胚胎，再将胚胎植入子宫以达到受孕的目的。适用于输卵管阻塞、免疫性不孕、不明原因不孕等。包括促排卵、取卵、体外授精和培养、胚胎移植。

（3）显微授精技术：是将单个精子通过显微注射的方法注入卵子细胞质内，从而使精子和卵子被动结合受精，形成受精卵并进行移植。适合于精子质量极差的患者。

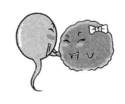

（4）PGD：是在植入胚胎前进行疾病的遗传性诊断，具体是在胚胎移植前，在显微操作下从 IVF 发育至 6～8 个细胞期的胚胎中，活检 1～2 个卵裂球细胞或直接获取受精前后的极体，应用分子生物学技术、PCR 或 FISH 方法测定 DNA 片段或特定染色体，进行快速遗传性诊断，将诊断无遗传病的胚胎移植入子宫，从而保证妊娠胚胎的正常，防

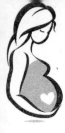

止有遗传病患儿的出生。目前，PGD 主要适用于单基因相关遗传病、染色体病及可能生育以上患儿的高风险人群。

（5）胚胎、配子及性腺组织冻融技术：在生殖领域中，胚胎、配子的冷冻保存是人类 ART 中的重要环节，包括胚胎冷冻、精子冷冻、成熟卵子冻存、幼稚卵细胞及卵巢组织冻存等。

（6）囊胚培养及移植：囊胚期的胚胎是将经过了人类胚胎发育阻滞阶段（8-细胞期）的筛选，继续生存能力较强的最具活力的胚胎进行移植；在体外培养 6 天，使胚胎发育与子宫内膜"种植窗"同步，在囊胚期进行移植更符合生理状况，从而有利于提高胚胎种植率；同时可提高临床妊娠率并减少胚胎移植的数量，进一步降低多胎妊娠率。

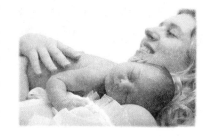

（7）人类 IVM：IVM 是指在不经过超促排卵或应用少量促性腺激素后从卵巢中获得未成熟的卵母细胞，在体外适宜的条件下进行体外培养，使卵母细胞成熟并具有受精能力。主要是针对一些卵子成熟障碍的不孕症患者。

（8）人类卵子胞浆置换与核移植：应用卵子的胞浆置换和核移植的方法，将会使制造卵子成为可能，为那些由于卵子储备量少而产生卵子数少的患者带来福音。同时还可以提高卵子质量，从而改善反应不良患者，尤其是高龄患者的胚胎活力，提高妊娠率。

（9）克隆及干细胞培养技术：是生物体通过体细胞进行无性繁殖。胚胎干细胞是从早期发育胚胎中分离出来的高度未分化的细胞，具有在一定条件下向三胚层分化的全能型、种系传递功能和在体外可进行遗传操作三大特点。克隆人在全世界范围内遭到反对，但是通过人类胚胎干细胞所进行的组织器官工程被认为是可取的。

（10）辅助孵化（assisted hatching，AH）：指通过显微操作技术利用化学、激光或切割的方法在透明带上做一个小的开口，帮助胚胎孵出，提高胚胎植入率和妊娠率。

（11）多胎妊娠减胎术：多胎妊娠使母婴的危险性增大，减胎术可作

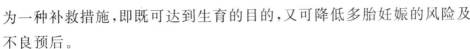

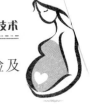

为一种补救措施,即既可达到生育的目的,又可降低多胎妊娠的风险及不良预后。

今后 IVF 的发展目的在于增加妊娠成功率,同时减少多胎妊娠并避免各种合并症的出现,尤其还应注意对出生胎儿进行长期跟踪随访。

（郑洁）